TRAITÉ

DES

MALADIES COMMUNES

DES YEUX

QUI GUÉRISSENT

SANS OPÉRATION

SUIVI D'UNE

NOTICE SUR L'IODE NAISSANT

PAR

J. BERNARD

Docteur en médecine, Pharmacien de 1re classe,
Ex-Médecin requis à l'Hopital du Roule, Ex-membre du Jury
médical de Seine-et-Oise,
Auteur du *Traité des Maladies nerveuses et de
leurs rapports avec l'électricité*, etc.

———⚹———

PARIS

Chez l'Auteur, rue Montmartre, 161.

—

1859

TRAITÉ

DES MALADIES COMMUNES

DES YEUX

QUI GUÉRISSENT

SANS OPÉRATION

Paris. — Typ. Mcquet, rue de la Harpe, 92.

TRAITÉ

DES

MALADIES COMMUNES

DES YEUX

QUI GUÉRISSENT

SANS OPÉRATION

SUIVI D'UNE

NOTICE SUR L'IODE NAISSANT

PAR

J. BERNARD

Docteur en médecine, Pharmacien de 1re classe,
Ex-Médecin requis à l'Hopital du Roule, Ex-membre du Jury
médical de Seine-et-Oise,
Auteur du *Traité des Maladies nerveuses et de
leurs rapports avec l'électricité*, etc.

———— ◆◆◆ ————

PARIS

Chez l'Auteur, rue Montmartre, 161.

—

1859

MALADIES DES YEUX

L'inflammation domine la pathologie oculaire, non-seulement c'est l'affection qui se rencontre le plus fréquemment, mais encore la plupart des maladies organiques de l'œil, taches de la cornée, opacités diverses, altérations de sens, etc., se rattachent à cette origine. C'est un fait généralement admis et reconnu depuis longtemps, qui reçoit des confirmations nouvelles à mesure que l'étude de ces sortes d'affections s'approfondit. Nous sommes tenté de croire, et il ne répugne nullement à la raison philosophique ou aux grandes lois de la pathologie d'admettre que cet état morbide joue encore un rôle plus considérable dans l'étiologie des altérations multiples et variées des divers milieux de l'œil. C'est du moins la conclusion qui nous semble naturellement découler d'une série d'observations, que nous ferons connaître prochainement, et qui montre

1

avec les caractères généraux qu'elle présente dans la généralité des cas et avec des caractères propres, variant avec la nature, les fonctions et les rapports de chaque membrane en particulier. Les anciens décrivaient sous le nom générique d'ophthalmie les diverses phlegmasies simples ou multiples de l'œil. Nous avouons qu'en cela ils se conformaient à l'observation exacte de ce qu'on voit le plus habituellement dans la pratique. Demours et Boge admirent d'abord une ophthalmie *externe* ou superficielle, et une ophthalmie interne ou profonde. C'était un pas dans la voie du progrès. De nos jours Beer en Allemagne et M. Velpeau ont décrit à peu près autant de phlegmasies qu'il y a d'éléments dans l'œil, capables de s'enflammer. C'est là ce qui constitue la classification dite anatomique.

D'autres, éliminant la lésion ou ne lui attribuant qu'un intérêt secondaire, se préoccupent de la cause et admettent des ophthalmies scrophuleuses, blennorrhagiques, arthritiques, érysipélateuses, dartreuses, varioleuses, etc.

Au point de vue symptomatique, on décrit également des ophthalmies ulcéreuses, papuleuses, pustuleuses, phlycténoïdes, etc.

Nous ne discuterons pas ici leur valeur relative; leurs avantages et leurs défauts sont connus; nous courrions le risque de remettre en question l'insoluble problème des méthodes nosologiques en général. Or, sur ce sujet tout a été dit dans ce court exposé dont le but est tout pratique, nous suivrons la classification anatomique dont les espèces mieux caractérisées se prêtent plus facilement aux descriptions, et dans les considérations étiologiques nous ferons une part assez forte aux conditions pathologiques qui président aux diverses altérations dans l'œil, nous décrirons à part certaines formes dont la constitution nous semble définie, enfin nous mentionnerons les différences symptomatiques présentées par les mêmes espèces, toutes les fois que la constance du phénomène permet de remonter à la cause, ou que la gravité de la lésion réclame une intervention thérapeutique spéciale.

Conjonctivite.

On désigne sous cette dénomination l'inflammation franche de la fraction de muqueuse qui correspond à la sclérotique. Elle peut être aiguë ou chronique.

Conjonctivite aiguë.

SYMPTÔMES. — Les symptômes, comme dans toutes les muqueuses enflammées se réduisent à la chaleur, la rougeur et dans la tuméfaction et divers troubles de sécrétion.

D'après son degré d'intensité, on lui reconnaît ordinairement trois degrés caractérisés, surtout par le développement vasculaire dans un premier degré. La rougeur est constituée par une arborisation plus ou moins riche de la conjonctive; partant du repli oculo-palpébral et se dirigeant vers le bord libre des paupières, les vaisseaux qui la constituent marchent parallèlement et peuvent être déplacés soit directement par un stylet mousse, soit par les pressions exercées sur l'une ou l'autre paupière; dans le deuxième degré la vascularisation est assez considérable pour constituer une rougeur complétement uniforme et devenir à peu près immobile.

Si l'affection atteint le troisième degré, à la rougeur uniforme se joint un gonflement considérable désigné sous le nom de *chémosis* et constitué par un développement vasculaire encore plus élevé; l'infiltration de sang, de sérosité ou lymphe plastique, dans les mailles de ce réseau accidentel ou dans les mailles du tissu cellulaire sous-conjonctival, suivant que l'élément séreux ou l'élément sanguin domine la rougeur, est plus ou moins vive; ce qui a fait admettre la distinction à peu près inutile de chémosis séreux ou phlegmoneux.

Cette tumeur s'arrête sur les limites de la conjonctive et circonscrit un enfoncement circulaire au fond duquel on aperçoit la cornée.

L'œil est chaud et sec, la douleur est vive, les malades la comparent habituellement à la sensation d'un corps étranger dans les paupières, rarement dans cette forme la douleur irradie-t-elle dans la région intra-orbitaire. La vue n'est pas sensiblement troublée; il s'y joint néanmoins une occlusion assez ferme des paupières, due souvent d'après M. Nélaton à la douleur produite par le clignement, et quelquefois à une véritable photophobie due sans doute à quelques complications.

Jusqu'ici, en fait de troubles sécréteurs, nous n'avons noté qu'un peu de sécheresse, mais bientôt, comme cela a lieu dans l'inflammation des muqueuses en général, l'œil devient le siége d'un épanchement abondant que l'on peut rapporter à trois sources; l'appareil lacrymal, les follicules mucipares, et les glandes de Meïbomius. Les larmes sont chaudes et présentent en général un peu d'âcreté. Le mucus se concrète sur place et se présente sous forme de filaments blancs visqueux et adhérents ou accumulés dans la dépression circulaire qui correspond à la cornée. Les sécrétions ciliaires s'étalent entre les bords libres des paupières et en déterminant la

continuation de cet état de choses annoncent un
léger obscurcissement de la vue. Il n'est pas rare
de voir la phlegmasie envahir simultanément les
deux yeux, ou irradier vers les autres éléments
anatomiques de l'œil. Cette dernière complication est annoncée par des symptômes d'un autre
ordre et caractéristiques que nous exposerons
dans l'histoire de ces diverses maladies. La réaction est nulle ou peu intense, et constituée, quand
elle existe, par l'ensemble de symptômes généraux qui accompagnent l'inflammation ; sa marche et sa durée sont variables et subordonnées
à un grand nombre de circonstances qu'il est
facile de présumer.

Sa terminaison habituelle est la résolution.

Elle peut également passer à l'état chronique.
Sous cette dernière forme elle se caractérise par
l'intensité moindre des symptômes, son opiniâtreté et la fréquence du retour à l'état aigu, dans
les cas plus rares où elle donne lieu à la formation de pus, son histoire appartient à celle des
ophthalmies purulentes que nous exposerons
plus loin.

CAUSES. — On place en première ligne, le traumatisme, les corps étrangers, les brusques va-
riations de température, les courants d'air froid
et la fatigue oculaire résultant de la petitesse ou

du poli de l'éclat des objets sur lesquels la vision s'exerce. Nous mentionnerons également les miasmes que produit l'encombrement, les poussières irritantes et les gaz délétères, notamment le sulfhydrate d'ammoniaque qui se dégage des fosses d'aisance et des égouts.

Dans tous les degrés de la conjonctivite, l'expérience nous a démontré l'efficacité de nos collyres électriques, gradués selon l'intensité de l'affection et modifiés selon les complications. L'infidélité ou l'insuccès de ces diverses méthodes de traitement, nous a conduit à l'emploi des collyres électro-chimiques, qui, selon l'intensité ou les complications de la maladie, doivent être gradués ou modifiés; dans toutes les circonstances, ils amènent une terminaison heureuse et rapide, et évitent toute complication fâcheuse.

On sait que les fièvres éruptives se compliquent fréquemment de conjonctivites assez intenses ; enfin, nous rappellerons qu'elles peuvent éclater à la suite de quelqu'une des causes des phlegmasies en général.

Comme moyen de traitement on a préconisé tour à tour les méthodes les plus diverses; en général, elles se réduisent à l'emploi des révulsifs cutanés ou intestinaux, des émissions sanguines locales ou générales, et l'usage des topiques astringents ou narcotiques. On

a également employé avec quelque succès
l'occlusion comme moyen unique de traitement.
Ce procédé mis en œuvre.à diverses époques,
notamment par M. Piorry, sur les enfants des
victimes du choléra a été récemment l'objet de
critiques assez vives au sein de l'Académie de
médecine, à propos d'un rapport de M. Bonna-
font.

Variétés.

Nous ne signalerons la conjonctivite des vi-
dangeurs que pour exposer la spécialité de sa
cause : il suffit pour la voir disparaître de sous-
traire l'ouvrier aux funestes influences de sa profession et d'avoir recours aux moyens ordinaires.
La conjonctivite pustuleuse ou papuleuse décrite
souvent sous le nom d'ophthalmie scrofuleuse,
et par Morgagni sous celui d'inflammation aph-
theuse de la conjonctive, présente une évolution et des symptômes particuliers. La rougeur
se dispose en pinceaux vasculaires superficiels
mobiles, en forme de triangle dont la base re-
pose sur le repli oculo-palpébral et dont le sommet se dirige vers la cornée. Ces faisceaux évidemment multiples affectent l'axe transversal
de l'œil ou son diamètre vertical. Au sommet du
triangle, dans le voisinage de la cornée, et quel-

quefois sur cette membrane elle-même, on observe une pustule, une papule ou une phlyc-tène transparente ou opaque, dont le volume peut atteindre et même dépasser celui d'une tête d'épingle. La durée de cet accident est variable et susceptible de terminaisons diverses; tantôt la pustule disparaît sans laisser de traces ; tantôt elle donne lieu à un ulcère d'un aspect particulier qui guérit sans cicatrices ; avec la pustule disparaît en général l'injection ; à ces symptômes se joint une douleur circumorbitaire qui s'exaspère le jour et présente la nuit une rémission notable; il existe une photophobie dont l'intensité sans rapport avec le nombre des pustules peut amener une blépharosphomie très-prononcée.

C'est surtout quand la cornée est atteinte que ce phénomène se manifeste; la marche de l'affection est lente et tend à la chronicité ; comme elle est sous l'influence d'une diathèse, on doit toujours redouter comme complication l'inflammation consécutive des membranes de l'œil.

CAUSES. — Elle se manifeste sous l'influence des causes qui amènent la conjonctivite franche, et affecte de préférence les individus lymphatiques ou scrofuleux ; nous devons ajouter que les autres tempéraments n'en sont pas à l'abri. Le traitement ordinaire consiste à prescrire l'observation rigoureuse des lois de l'hygiène, à combattre le vice scrofuleux par un médicament approprié, et à appliquer des topiques plus ou moins irritants; enfin, on a conseillé des moyens empiriques qui ont eu une certaine vogue; ainsi les médecins anglais insistent sur l'émétique; d'autres conseillent les purgatifs répétés; Mackensie donne le sulfate de quinine à dose réfractée.

Pour le traitement par les poudres ophthalmiques, voir le traitement général des maladies des yeux.

Ophthalmies purulentes.

Les ophthalmies purulentes constituent un groupe naturel de maladies distinctes par leurs causes, mais présentant comme caractères communs une suppuration considérable, une marche rapide et une excessive gravité. Comme elles affectent toujours la conjonctive et qu'elles peuvent exister bornées à cette membrane, quelques ophthalmologistes la décrivent comme une conjonctivite purulente; mais comme presque toujours elle s'étend à d'autres éléments de l'œil, nous lui conserverons la dénomination plus générale d'ophthalmie purulente, sans tenir

compte des diverses espèces qu'on s'est plu à
multiplier et dont l'existence est plus ou moins
légitime, nous les réduirons à trois : ophthalmie
purulente des adultes, ophthalmie blennorrhagique, ophthalmie des nouveau-nés.

Ophthalmie des Adultes.

Cette affection présente dans son évolution
trois périodes plus ou moins distinctes, qui peuvent être considérées comme trois degrés dont la
gravité va toujours en croissant. Les auteurs du
compendium qui ont signalé ce fait, l'ont exposé
avec une grande netteté.

Dans les premières heures ou même pendant
les premiers jours, les symptômes sont ceux de
la conjonctivite en général, il existe cependant
un engorgement et une rougeur du feuillet cutané des paupières qui peut donner l'éveil. Le mal
affectionne en général la caroncule lacrymale ; si
on examine la face interne des paupières, on
y trouve une éruption vésiculeuse au cul-de-sac
oculo-palpébral. Ces symptômes croissent avec
plus ou moins de rapidité ; le gonflement des
paupières devient tellement considérable qu'il
se produit une espèce de chevauchement de la
supérieure sur l'inférieure.

La blépharospasme est assez intense pour que l'examen de la muqueuse devienne impossible, en même temps cette dernière acquiert un développement extrême ; il n'est pas rare de voir le chémosis hernier à travers les paupières, malgré leur coarctation ; une sécrétion d'abord catarrhale et plus tard muco-purulente s'établit et se fait jour sur la joue, derrière les paupières et remplit ordinairement la dépression centrale du chémosis. Comme il arrive souvent qu'en écartant les paupières le pus jaillit avec force en avant, les auteurs insistent avec raison sur les précautions que doit prendre le médecin, en exécutant cette manœuvre pour se mettre à l'abri de la contagion.

Depuis le commencement, le malade accuse des douleurs plus ou moins vives et continues, mais presque toujours rémittentes. Arrivée à cette période la maladie peut reculer et la guérison survenir sans atteinte grave de la vision, mais le plus souvent l'inflammation gagne la cornée et donne naissance à une série de phénomènes d'une extrême gravité. Les plus communs sont les épanchements plastiques ou purulents, le kératocèle, le staphylôme, la procidence de l'iris. Il n'est pas très-rare de voir la cornée ramollie par le contact prolongé du pus ou sphacélée par suite de la compression qu'exerce le chémosis sur les artères ciliaires, se détacher par lambeaux ou en totalité. Si la phlegmasie s'étend aux parties profondes de l'œil, le pronostic devient encore plus fâcheux. Dans cette forme que les auteurs ont décrite sous le nom d'ophthalmie interne, de phlegmasie oculaire, il survient des phénomènes généraux d'une grande intensité, et le cerveau ou les membranes peuvent s'enflammer consécutivement et amener la mort de l'individu.

CAUSES. — Carron du Villards, Samuel Cooper et un grand nombre d'ophthalmologistes la regardent comme une affection spécifique contractée par l'armée française en Egypte, importée en Europe et conservée depuis.

Outre ce qu'elle a d'improbable, cette théorie ne manque pas de faits pour la contredire ; ainsi Mackensie, qui regarde l'ophthalmie purulente comme une inflammation ordinaire accompagnée de suppuration, cite une épidémie observée à Londres. Les chirurgiens belges qui ont eu à observer ce fait sont d'accord sur ce point.

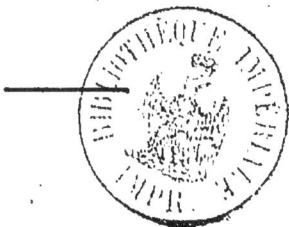

OPHTHALMIE SE DÉVELOPPANT DANS LES PREMIERS
JOURS QUI SUIVENT LA NAISSANCE.

Ophthalmie des nouveau-nés.

Les symptômes présentent une grande analo-
gie avec ceux des espèces décrites précédemment : on doit cependant remarquer que, dans
le plus grand nombre des cas, les cornées
demeurent transparentes et saines, le mal affec-
tant de préférence les paupières. Aussi M. Velpeau a-t-il, non sans raison, proposé la dénomination de blépharite purulente. En général le
pronostic est moins fâcheux que dans celles des
adultes.

Ses causes sont diversement exposées ; tandis
que la plupart des chirurgiens accusent l'inoculation dans l'œil de l'enfant d'un produit blennorrhagique ou leucorrhéique pendant le passage
à travers le vagin, MM. Velpeau et Begin font
remarquer que l'enfant naissant les yeux fermés
l'inoculation est impossible; M. Dequevauvillers
note la fréquence plus considérable de cette affection pendant les saisons froides et pluvieuses,
et MM. Gosselin et Denonvilliers ajoutent que
la maladie est rare chez les enfants nés à Lour-

cine de mères infectées. On mentionne plus spé-
cialement le froid, la contagion, les miasmes
résultant de l'encombrement, etc.

TRAITEMENT. — Anti-phlogistiques modérés en
raison de l'âge et aussi de la débilité native que
présentent en général les sujets qui en sont
atteints ; topiques appropriés, etc.

NOTA: Ces diverses formes d'ophthalmies présentent quelquefois une lenteur chronique. Dans
ce cas il se produit à la surface de la muqueuse
une éruption granuleuse exerçant une pernicieuse
influence sur la cornée par l'irritation permanente résultant des frottements. Ces granulations
dont le volume, la consistance, la couleur et la
forme peuvent varier étaient considérés par Hun-
ter comme une production nouvelle, analogue
aux bourgeons charnus qui hérissent les solutions de continuité suppurantes; aujourd'hui on
s'accorde à les considérer comme le résultat de
l'évolution d'un des éléments anatomiques de
l'organe. On n'est pas d'accord sur la nature de
l'élément hypertrophié. Sont-ce des papilles
nerveuses, des villosités ou des cryptes mucipares ? Voilà ce que dans l'état actuel de la
science on ne saurait affirmer. Il importe de leur
appliquer un traitement convenable, sous peine
de voir éclater consécutivement une kératite

vasculaire. Les auteurs conseillent surtout la cautérisation au nitrate d'argent ou au sulfate de cuivre.

Kératite.

En considérant la structure spéciale de la cornée et le mode obscur de vitalité qui lui est propre, on pourrait croire *à priori* que ces affections sont rares, il n'en est rien cependant; la kératite, les ulcères, les pustules de la cornée se rencontrent fréquemment. Ces lésions, il est vrai, existent le plus souvent à titre d'élément secondaire, ou de complication de la conjonctivite ou de quelque autre maladie de l'œil ; l'inflammation de la cornée transparente, peut être simple ou s'accompagner d'accidents divers qui lui donnent une physionomie variable et des degrés de gravité différents.

Nous décrirons d'abord la kératite simple et nous passerons ensuite en revue les diverses variétés qu'on observe le plus souvent. La phlegmasie peut occuper le feuillet conjonctival qui passe devant la cornée, les lames même de la cornée, ou la séreuse qui tapisse la face interne, de là, 1° *la kératite superficielle ou conjonctivale*; 2° *la kératite interstitielle*; 3° *la kératite séreuse.*

SYMPTOMES.— Dans le premier degré il paraît à la surface de la cornée un nombre variable de vaisseaux partant du repli oculo-palpébral et se rapprochant plus ou moins du centre de la cornée. Ces vaisseaux, continuation de ceux de la conjonctive, sont toujours plus nombreux au segment supérieur de l'œil où ils peuvent quelquefois simuler un *ptérygion*. Dans la deuxième forme, la vascularisation est caractéristique. mais pour qu'elle apparaisse distinctement, il est nécessaire que la conjonctive oculaire demeure transparente.

Rappelons en peu de mots la disposition normale des vaisseaux de la cornée opaque ; on sait que les vaisseaux ciliaires antérieurs, branches des musculaires, après avoir rampé quelque temps entre la conjonctive et la sclérotique, deviennent perforants dans le voisinage de la cornée et gagnent les procès ciliaires et l'iris. Au moment de traverser la sclérotique, ils fournissent à cette membrane un certain nombre de vaisseaux très-fins dirigés vers le centre de la cornée, et dont l'ensemble invisible à l'œil nu dans les conditions normales, s'injecte dans l'inflammation et apparaît sous forme d'un cercle rouge bordant la cornée, composé de lignes très fines et comparable au disque des fleurs radiées. Cet anneau que M. Velpeau désigne sous le nom de

2

sclérotidien, et Mackensie, sous celui d'*injection vasculaire*, est susceptible de certaines variétés. Quand l'injection est très-considérable ou que le sang se trouve dans cet état de diffluence propre au scorbut et aux pyrexies graves qui prédisposent aux hémorrhagies, il se produit une extravasation qui en change un peu la physionomie, eu égard à l'état fâcheux de l'économie qui l'a provoquée, M. Sichel lui donne le nom de *cercle dyserasique*.

Dans le cas contraire, quand l'injection n'arrive pas jusqu'à la cornée, il existe un cercle blanc, sclérotical entre l'*injection vasculaire* et la limite de la cornée que les ophthalmologistes allemands appellent *cercle arthritique*, cette variété dans leur opinion étant caractéristique de l'ophthalmie du même nom. Ce cercle et ses diverses variétés apparaissent donc dans la kératite interstitielle En même temps les espaces interlamellaires deviennent le siége d'épanchements plastiques ou purulents, susceptibles d'issues diverses et entraînant des troubles fonctionnels et des désordres consécutifs d'une gravité variable. Si la membrane de Descemet est atteinte, on observe une teinte opaline de l'œil, une sorte de demi-transparence blanchâtre due sans doute à l'altération de l'humeur aqueuse par des produits de sécrétion inflammatoire.

Les symptômes fonctionnels varient un peu avec chacune des formes ; ainsi, la photophobie prédomine dans l'inflammation superficielle, surtout quand il s'y joint des pustules ou des ulcères, tandis que la vision à peine obscurcie par le larmoiement dans cette forme, est singulièrement compromise dans les inflammations profondes par l'opacité des épanchements.

Examinons maintenant quelles doivent être les terminaisons de ces différents cas. Dans la première forme il n'existe ni ulcère, ni pustule, le seul danger à redouter est le passage à l'état chronique et la formation consécutive d'un *pannus*. Quand l'inflammation a envahi les couches profondes, elle a presque toujours donné lieu à un épanchement purulent ou plastique. Quand ces foyers ne contiennent que de la lymphe, ils peuvent se résorber ou donner lieu à un *albugo*, qui gêne ou détruit complétement la vision, suivant son siége, son étendue et son opacité. Le pus, au contraire, constitue l'onyx. Le pus contenu dans cette espèce d'abcès est remarquable par sa solidité et la grande tendance qu'il a à s'organiser et à produire des opacités ; il peut également se résorber, ou, comme les abcès ordinaires, corroder successivement les lames cornéales et s'ouvrir à l'intérieur, à l'extérieur ou des deux côtés à la fois. Dans le premier cas, le produit se collectionne dans la chambre antérieure et donne lieu à l'*hypopion;* dans le second cas, il se produit un ulcère, et consécutivement par suite de l'affaiblissement de la cornée l'espèce de hernie décrite sous le nom de *kératocèle.* Dans le cas où le pus s'est fait jour des deux côtés, on a à redouter la sortie de l'humeur aqueuse, la hernie de l'iris, la synéchie antérieure et finalement le staphylôme opaque de la cornée. L'inflammation de la membrane de Descemet est aussi fort grave par suite des épanchements qui se lient fatalement à son existence et par la tendance qu'elle offre à envahir l'iris et la rétine, et conséquemment à entraîner des désordres considérables.

Ses causes sont celles des ophthalmies en général. Nous noterons principalement les corps étrangers, le trichiasis, l'entropion, les granulations de la conjonctive et le traumatisme.

Le traitement consiste à employer les antiphlogistiques et à approprier le traitement local à la nature des symptômes observés ou des accidents à combattre. En général, contre la douleur on prescrit les collyres laudanisés, contre les épanchements on prescrit les mercuriaux qui en favorisent la résorption par leurs propriétés altérantes, et, si l'on craint une atrésie, une déformation ou un déplacement de l'iris, on en-

tretient une mydriase artificielle par les instil-
lations fréquemment répétées de solutions bel-
ladonisées. Quand l'affection tend à la chronicité, on a recours aux résolutifs. Si la maladie
est entretenue par un irritant extérieur, cil dévié, granulations, corps étrangers, la première
indication est d'en débarrasser l'œil. On recommande également de maintenir à l'abri de la lumière à l'aide d'un bandeau flottant.

VARIÉTÉS.

Kératite pustuleuse.

Cette forme se caractérise par la présence de
vésicules ou de pustules. Elles siégent en général sur les limites de la sclérotique et de la
cornée, mais peuvent cependant envahir les divers points de cette dernière. En général, ces éle-
vures de la grosseur d'un grain de millet sont
situées à l'extrémité d'un cône vasculaire partant de l'origine des paupières, leur nombre est
variable et leur durée indéterminée. Quelquefois
la vésicule débute par un point de la cornée et
traverse le champ pupillaire, laissant derrière

une opacité linéaire, blanchâtre, sorte de *voie lactée* indélébile. (*Kératite en fusée* de A. Bérard.)

La terminaison a lieu par résolution, albugo ou ulcération. Il existe en général un peu de photophobie, du larmoiement et des douleurs circumorbitaires. Ces sortes de kératites atteignent ordinairement les sujets scrofuleux, lymphatiques ou débilités. Le traitement consiste dans l'éloignement des causes, l'ouverture ou la cautérisation des pustules et l'usage des collyres légèrement altérants ou astringents.

Kératite purulente, kératite plastique.

Ces affections caractérisées, l'une par la présence de pus et l'autre par la présence de lymphe plastique dans l'épaisseur de la cornée, ne présentent rien de spécial ; leur histoire se trouve comprise dans celle que nous avons donnée de la kératite en général : il en est de même de la kératite en fusée.

Kératite ulcéreuse.

KÉRATITE COMPLIQUÉE D'ULCÈRES.

Ces affections sont assez communes et leur forme est assez variable pour que les ophthalmologistes aient surchargé leurs ouvrages de la minutieuse description d'un grand nombre d'espèces. On leur donne des noms en rapport avec la forme qu'ils affectent ; ainsi, on décrit des ulcères *pointillés*, à *facettes*, en *coups d'ongle* ou *semi-lunaires*, *cupuliformes*, *vasculaires*, *pulpeux*, etc. Nous ne nous arrêterons pas à les détailler, nous pensons que le nom qu'ils portent les caractérise suffisamment. Nous devons ajouter cependant que leur gravité varie avec les formes et que les symptômes physiologiques sont un peu différents ; leurs causes sont celles de la kératite, et leur traitement ne s'éloigne guère de celui des pustules dont l'ouverture, du reste, donne lieu à l'ulcère cupuliforme ou vasculaire.

Kératite chronique.

Kératite caractérisée par la lenteur de la marche, l'opiniâtreté et le développement des vaisseaux dans la cornée ou dans le feuillet conjonctival qui la recouvre.

Aux symptômes précédemment énoncés, nous devons ajouter le développement considérable de vaisseaux de formation nouvelle, ou résultant de l'hypertrophie de ceux qui existent normalement, sans toutefois que l'observation y en ait déjà constaté. L'élément vasculaire peut affecter le feuillet conjonctival ou la cornée elle-même et constituer un réseau plus ou moins, riche, gênant ou empêchant tout à fait la vision. Entre les vaisseaux, il se fait quelquefois des épanchements sanguins ou plastiques qui donnent à la cornée un aspect de cornification remarquable. Dans ce cas, l'affection prend le nom de *pannus sarcomateux.* Sur la muqueuse ainsi épaissie et transformée, on observe également des ulcérations, des pustules, des granulations, etc.

Les causes de la kératite chronique et du pannus consécutif ne présentent rien de spécial.

Le traitement consiste à cautériser les vaisseaux avec le nitrate d'argent, à les exciser, à les réduire par les astringents fortement appliqués. Enfin, nous ajouterons que Gage a conseillé l'inoculation du pus provenant de l'ophthalmie purulente pour amener une violente inflammation pouvant produire la résorption des produits plastiques et l'oblitération des vaisseaux.

Blépharites.

L'inflammation des paupières envahit rarement la totalité de l'organe, elle se borne presque toujours à un seul ou à quelques-uns

des éléments anatomiques qui le constituent.
Elle peut également emprunter certains caractères spéciaux aux conditions dans lesquelles
elle s'est développée. De là un grand nombre
de classifications et de dénominations fondées,
celles des auteurs, sur l'observation des symptômes ou la nature de la cause; celles des anciens, sur le siége des altérations. La blépharite
muqueuse peut être aiguë ou chronique, catarrhale ou purulente, simple ou granuleuse. La
blépharite externe ou érysipélateuse peut être
érythémateuse ou phlegmoneuse; l'inflammation
diffuse peut aussi s'y manifester; mais ces diverses affections ne diffèrent pas tellement des
affections correspondantes de la conjonctive
oculaire ou des diverses espèces d'érysipèle,
que nous croyions devoir nous y arrêter. Nous
examinerons le cas seulement où le bord libre
de la paupière est attaqué; ici surtout les auteurs se sont complus à multiplier les variétés ;
il nous suffira de rappeler que nous allons em-
brasser dans une description unique les diverses
affections connues sous les noms : blépharite
ciliaire, blépharite glanduleuse, blépharite glan-
dulo-ciliaire, ophthalmie tarsienne, blépharite
diphthéritique, kylosis, yeux d'anchois.

Sans contester la réalité des états pathologiques sus-mentionnés ou la justesse des déno-

minations, à l'exemple des auteurs du *Compendium*, nous n'admettons qu'une espèce de blépharite caractérisée par son siége sur le bord libre, nous réservant le soin de spécifier le siége des diverses altérations et les signes qui leur correspondent.

Symptômes. — La maladie débute lentement par un sentiment de raideur et de picotement ou de démangeaison, les mouvements des paupières sont gênés; il y a très-rarement une douleur franche ou circumorbitaire. A peine les malades accusent-ils en général la sensation d'un gravier très-fin, et ce dernier symptôme est-il encore en rapport avec une irradiation phlegmatique vers la face conjonctivale de l'organe. Si on examine l'œil, on observe une rougeur limitée au bord libre ou s'étendant à l'une des faces de la paupière; il y a un gonflement variable et presque toujours partiel, qui prend un aspect irrégulier et bosselé. Si on examine la lèvre interne du bord libre, on peut constater la présence de stries longitudinales plus ou moins nombreuses, suivant que l'inflammation a envahi la totalité des glandes de Meïbomius ou qu'elle en a respecté quelques-unes. A mesure que la maladie progresse, ces stries prennent un accroissement considérable dû à l'accumulation du produit sécrété ; ce dernier épanché à la surface de l'orifice folliculeux s'y concrète sur place et donne lieu à la formation de croûtes sèches plus ou moins épaisses, isolées ou confluentes, accompagnées de démangeaisons et dont la chute est suivie d'une ulcération superficielle ou assez profonde pour intéresser le cartilage tarse.

Sa marche est lente et essentiellement chronique, et il n'est pas rare de la voir s'accompagner de scrofulides variées, d'engorgements ganglionnaires multiples, de l'ensemble, en un mot, des signes qui révèlent la diathèse strumeuse.

ÉTIOLOGIE. — Ses causes sont celles des conjonctivites ordinaires, néanmoins pour qu'elle acquière quelque intensité, il semble que l'intervention d'une prédisposition spéciale est nécessaire, elle attaque de préférence les sujets scrofuleux, lymphatiques, débilités par les maladies, les mauvaises conditions hygiéniques, etc. On a également noté sa coïncidence avec la convalescence des varioles quand l'éruption pustuleuse a envahi les paupières et que le traitement a été incomplet ou mal dirigé.

TRAITEMENT. — Les classiques insistent sur le

soins d'hygiène et de propreté. Il est facile en effet de comprendre l'importance des soins qui ont pour but de prévenir la chute des cils, ou de rendre immédiat le contact de l'agent médicamenteux et des surfaces malades. Quand l'affection naît d'une diathèse, celle-ci doit être combattue. Viennent ensuite les applications locales; en général, on préfère les collyres mous. Plusieurs pommades à bases de précipité rouge (bioxyde de mercure), de précipité blanc de calomel (protochlorure de mercure), d'azotate d'argent, sont particulièrement renommées ; il nous suffira de citer les collyres de Dessault, de Janin, de Régent, de Sichel, de Lyon, etc.

Voir le traitement général des *Maladies des yeux*, par les poudres ophthalmiques.

Cataracte.

L'intégrité de la vision exige la transparence complète des milieux de l'œil. Il suffit qu'une membrane ou une humeur ait perdu cette qualité pour que la fonction soit abolie ou sensiblement diminuée. L'opacité de la cornée porte le nom de taie, de nuage, d'albugo, de leucoma ; celle de l'humeur vitrée est décrite sous le nom de glaucome ; et l'on réserve le nom générique

de cataracte à toutes les opacités situées entre
la pupille et l'humeur vitrée. C'est au moins ce
qui ressort de la définition qu'en donnent Beer et
les auteurs contemporains. Cette affection, quoique très-commune et parfaitement connue des
anciens, est néanmoins demeurée longtemps
inconnue dans sa nature. Avant le xviiie siècle,
les nombreux écrivains qui ont écrit son histoire,
la font dépendre de la chute d'une humeur con-
crétée dans le voisinage du cristallin. Ce qui
rend compte de la dénomination qu'elle porte
encore aujourd'hui. Cette manière si simple
de la concevoir prêtait peu aux classifications,
mais en revanche quand Képler eut démontré que le cristallin n'était qu'un appareil
de perfectionnement, et les recherches ca-
davériques de Maître-Jean eurent éclairé les
chirurgiens sur le siége du mal, les divisions et
les subdivisions commencèrent et n'ont fait que
croître depuis. Aujourd'hui, si l'on se place aux
points de vue divers de la forme, de la consistance, de la couleur, du siége précis, de la cause,
du mode d'apparition, les espèces et les variétés
se multiplient au point de compliquer singulièrement son histoire et d'augmenter ainsi les dif-
ficultés de diagnotic, et cela, nous devons le dire,
sans bénéfice bien réel pour sa thérapeutique.
On admet généralement des cataractes vraies et

des cataractes fausses. Les cataractes vraies
qui sont celles que l'on rencontre habituellement
dans la pratique, occupent l'appareil cristallinien;
les cataractes fausses ont leur siége au-devant
de cet appareil.

On a l'habitude de diviser les premières en cataractes lenticulaires, capsulaires et capsulo-
lenticulaires. Mais les capsulaires proprement
dites doivent être rayées du cadre nosologique
d'après les auteurs du compendium et la troisième
espèce est encore assez rare pour que de nos
jours, un habile observateur, M. Malgaigne, se
fondant sur un assez grand nombre d'autopsies,
se croit autorisé à les nier formellement.

Donc, nous prendrons pour type de notre
description la cataracte lenticulaire et nous mentionnerons à la suite les variétés importantes
avec le résumé bref des signes qu'on leur attri-
bue.

SYMPTÔMES —A moins qu'elle ne soit traumatique ou consécutive à une inflammation violente de l'œil, elle débute lentement, et d'une
manière insidieuse. Rarement, elle envahit simultanément les deux yeux ; en général l'un est
atteint six mois ou même plus avant l'autre.
Au début les malades accusent un léger abaissement de la vue; des hallucinations passagères

des scotomes, des phénomènes d'insoturie, de
la diplopie. Quelques-uns deviennent myopes,
quelques autres présentent de la presbytie. Leur
allure est caractéristique ; ils vont la tête bais-
sée, cherchant le demi-jour ou regardant en
louchant. Ces phénomènes s'expliquent par les
mouvements pupillaires et le siége de l'opacité.
Le trouble de la vision augmente graduellement
et arrive à la longue à son maximum d'intensité; mais,même à cette période, l'obscurité n'est
jamais complète, les malades distinguent encore
le jour de la nuit, et l'ombre des corps opaques
placés devant leurs yeux. Si l'on regarde l'œil
attentivement, on observe dans le champ pupillaire une tache dont la teinte, la forme et le
siége varient en raison de l'âge et de l'espèce
de cataracte : elle est en général, dans les périodes avancées, d'un aspect gris ou opalin,
quelquefois blanc laiteux. Cette tache est presque toujours bordée par un double anneau noi-
râtre, l'un superficiel dû au petit cercle de l'iris
rendu plus apparent par l'éclat du cristallin,
l'autre plus profond dû à la projection sur ce
dernier organe de l'ombre de l'iris ; la pupille
est normale ; sa forme et ses mouvements sont
réguliers,hors le cas où il existe des adhérences.
Pour bien apprécier ces caractères, il est bon
de dilater préalablement la pupille par des ap-

plications de belladone. Si l'on présente une bougie allumée devant l'œil, une ou plusieurs images manquent. Nous reviendrons sur ces parti-
cularités en exposant les caractères différen-
tiels des diverses espèces, mais en attendant
nous croyons devoir entrer dans quelques dé-
tails sur l'expérience de Purking et Samson. Si
l'on place une bougie allumée devant un œil
sain, on aperçoit dans l'intérieur de l'órgane
trois images lumineuses placées à diverses pro-
fondeurs ; la plus superficielle attribuée à la cornée est droite, brillante et facilement perceptible ; la plus éloignée, due sans doute à la capsule
antérieure, est encore droite, mais diffuse, pâle,
et difficile à percevoir ; la moyenne qu'on rapporte au feuillet concave de la capsule cristalline
est assez brillante et renversée. Quand la bougie
occupe l'extrémité de l'axe antéro-postérieur de
l'œil, les trois images se trouvent sur la même
ligne ; mais si l'on fait varier le point lumineux
les trois images se déplacent : les deux extrêmes
conservent leurs rapports respectifs, tandis que
la troisième se meut en sens inverse. Cette
dernière circonstance la met facilement en évidence.

DIAGNOSTIC. — La cataracte peut être confon-
due avec l'amaurose et le glaucome; les diverses

espèces de cataractes peuvent également être confondues entre elles.

On distingue la cataracte de l'amaurose assez facilement, si on se rappelle que, dans la première, les malades distinguent encore le jour de la nuit, et même l'ombre des objets situés devant les yeux, tandis que, dans la seconde, le noir est absolu. En outre, dans la cataracte, la pupille est normale, ses mouvements sont réguliers et on aperçoit dans le champ pupillaire une tache grise ou blanche, ce qui n'a pas lieu dans l'amaurose. Dans le cas où on aurait affaire à une cataracte noire, la tache manquerait il est vrai, mais en plaçant une bougie allumée devant l'œil, il manquerait les deux images profondes. Dans le glaucome la tache au lieu d'être opaline est verdâtre, elle est plus profonde et les trois images apparaissent. Une taie de la cornée pourrait quelquefois en imposer, mais l'examen le plus superficiel suffit pour lever le doute. En regardant l'œil malade de profil, la tache n'est visible qu'à condition d'intéresser la cornée.

Variétés.

La cataracte cristalline est dite *dure* quand elle est d'une consistance supérieure à celle de l'organe à l'état normal. Elle peut être *osseuse*,

pierreuse ou *demi-dure* ; en général cette variété
occupe le noyau, aussi la désigne-t-on également
ment sous le nom de cataracte centrale. Elle
se distingue par sa teinte gris-perle, la présence
d'une ombre circulaire sur le cristallin, et l'absence de l'image renversée.

La cataracte molle est caractérisée anatomi-
quement par son peu de consistance. En général elle occupe les couches moyennes de la len-
tille ou l'humeur de Morgagni, enfin on la désigne également sous le nom de cataracte *corti-
cale.* On la reconnaît à son aspect nacré, brillant,
miroitant, à l'absence d'ombre noire entre le
cercle papillaire et l'opacité. L'image renversée
manque ; la seconde est plus pâle, plus diffuse
qu'à l'état normal, conséquemment presque toujours inappréciable.

La cataracte capsulo-lenticulaire, que son nom
définit suffisamment, est rare, et il est presque
impossible de la distinguer des formes précé-
dentes. On dit que la cataracte est *laiteuse*
quand elle a la consistance et la teinte du lait.

Les cataractes *vertes, périphériques, pyrami-
dales* sont rares et se reconnaissent à leur forme
et à l'aide de la bougie allumée.

Il existe également des cataractes secondaires,
des cataractes traumatiques, des cataractes con-
géniales. Ce que nous avons dit de la cataracte

en général nous dispense de nous y appesantir, il en est de même des fausses cataractes. Nous ajouterons seulement que ces derniéres sont dues à une opacité située entre la pupille et le cristallin. En général, elles sont produites par un épanchement de sang ou de pus, par l'évolution d'une fausse membrane, procédant souvent d'un iritis, ou enfin par une accumulation de pigment sur la face antérieure de la capsule lenticulaire.

ÉTIOLOGIE. — L'âge agit incontestablement sur le développement de cette affection; c'est une maladie de la vieillesse : l'hérédité y contribue aussi. D'après les statistiques, elle peut invoquer cette cause sur le quart des sujets qui en sont atteints; les professions exercent également une grande influence. M. A. Petit avait remarqué qu'elle était extrêmement commune parmi les ouvriers qui travaillent en plein soleil. Enfin, nous signalerons le traumatisme et les inflammations violentes du globe oculaire.

Le traitement est chirurgical ou médical. Le traitement médical est aujourd'hui presque complétement oublié, et essayer de le remettre en lumière, c'est encourir le blàme de la chirurgie qui revendique exclusivement la thérapeutique de cette affection. Les exemples de guérison par les procédés médicaux ne sont pas pourtant excessivement rares, et nous pourrions en emprunter aux auteurs tant anciens que modernes un assez grand nombre pour démontrer que l'oubli où sont tombées ces méthodes thérapeutiques est loin d'être justifié. D'ailleurs, le cristallin pour être opaque n'en est pas moins un organe vivant, soumis aux mouvements moléculaires de la nutrition et, par conséquent, susceptible d'être modifié par l'agent médicamenteux. Du reste, nous rapporterons un assez grand nombre de guérisons pour établir en principe qu'on ne doit opérer de cataracte que quand elle aura résisté au traitement médical convenablement dirigé.

Le traitement chirurgical consiste à faire disparaître l'opacité par l'instrument. L'opération se pratique par diverses méthodes qui reviennent à ceci: extraire ou déplacer le cristallin. Sans constester les succès obtenus, nous ferons remarquer qu'ils sont rarement complets et que les quelques chances de guérison sont chèrement achetées par la menace des graves accidents inséparables de toute opération de chirurgie.

Amaurose. — Goutte sereine.

L'amaurose est la perte plus ou moins com-

plète de la vision par suite d'une lésion mate-
rielle ou purement dynamique des divers éléments nerveux qui concourent directement à
cet acte. En d'autres termes, l'amaurose est une
cécité paralytique ; quand elle est incomplète
elle prend le nom d'*amblyopie*. Comme toutes
les paralysies, nous pourrions la diviser en symptomatiques et essentielles ; mais comme la lésion anatomique d'un organe aussi délicat que
la rétine ou si mal connu dans sa structure que
le cerveau est trop difficile à constater, nous
suivrons ici la classification de Sanson. Cet auteur admet deux grandes classes d'amauroses,
les unes sthéniques ou congestives, les autres
asthéniques. Les premières se développent sous
l'influence de causes excitantes locales ou générales ; les secondes procèdent des causes débi-
litantes.

Ces deux formes ne présentent pas d'ailleurs
des signes assez tranchés pour devoir être décrites à part. Leur distinction très-importante
surtout au début, au point de vue des indications en général, est étrangère à l'état local de
l'organe ou de la fonction.

SYMPTÔMES. — Le début est quelquefois brus-
que ; on cite des individus qui, s'étant endor-
mis bien portants, se sont réveillés aveugles ;

mais ces faits sont exceptionnels. Sa marche est en général lente, régulièrement progressive ou traversée par des rémissions ou des paroxysmes. C'est à cette première période, dont la durée peut être de plusieurs années, que les auteurs donnent le nom d'*amblyopie*. Parallèlement à l'abaissement de la vue, les malades accusent des troubles fonctionnels très-variés et dont plusieurs sont décrits à part, sous des noms particuliers comme des névroses spéciales. Quelques malades s'aperçoivent seulement de leur mal quand ils soumettent leurs yeux à une certaine fatigue. Dans ce cas, la vue se trouble ou même s'obscurcit momentanément et ne reparaît qu'avec le repos de l'organe; d'autres accusent des sensations lumineuses diverses : globes de feu, lignes brillantes, cercles lumineux, irisis (photopsie). Dans quelques cas, on observe des phénomènes de diplopie, d'héméralopie, d'hémiopie, de nyctalopie, etc., plus rarement il existe une insensibilité de la rétine à certaines couleurs. Ce phénomène, observé la première fois par Dalton sur lui-même, est désigné sous le nom de *daltonisme*. Enfin, un symptôme qui manque rarement, surtout dans les formes asthéniques, et auquel on attache beaucoup d'importance, est la myodesopsie, ou mouche volante, et en particulier, la mouche volante fixe ou *scotome*. Cette dernière est facilement reconnaissable à sa fixité, sa constance et son siége sur l'axe visuel. Il est quelques sujets qui accusent des bourdonnements d'oreille, des névralgies sus ou circumorbitaires ; enfin, quand l'amaurose se rattache à une lésion grave des centres nerveux, ou à une affection générale comme la chlorose, le diabète, l'albuminurie, on note l'ensemble des phénomènes propres à cette affection. A cette période de la maladie, l'examen de l'œil ne fournit guère que des signes négatifs. Cependant, on peut constater une dilatation permanente de la pupille, son peu d'impressionnabilité à la lumière, et enfin le phénomène curieux que Beer désigne sous le nom d'œil de chat. Quand l'amaurose est complète, l'obscurité est absolue ; les malades sont incapables de distinguer le jour de la nuit, et l'ombre des objets placés devant leurs yeux. La pupille est dilatée et immobile, le regard incertain donne à leur physionomie une expression remarquable, leur allure est caractéristique ; ils vont tête levée comme pour recueillir un dernier rayon de lumière. Quand l'affection est congéniale, les yeux vacillent constamment dans l'orbite (Nystagruns). L'issue de la maladie, ordinairement fatale, présente des chances de guérison variables en raison de la cause.

Symptômes. — Voici, d'après Mackensie, les principales lésions de l'encéphale, des nerfs optiques ou de la rétine qui peuvent donner lieu à la cécité amaurotique.

1° Traumatisme de l'encéphale, inflammation du cerveau ou de ses enveloppes, hydrocéphale, tumeurs diverses de l'organe, apoplexie ;

2° Tumeurs de l'orbite (exostose, anévrisme, kyste, cancer), altération de structure du nerf optique ;

3° Traumatisme de la rétine, inflammation, congestion, apoplexie de l'organe, dégénérescence, hydropisies, etc.

On considère comme causes sthéniques l'action trop vive ou trop longtemps prolongée de la lumière ; l'usage des verres d'optique, la suppression d'une hémorrhagie constitutionnelle, d'une maladie de peau, etc.

Les causes asthéniques sont l'abus du coït ou de la masturbation : la chlorose, l'hystérie, l'albuminurie, le diabète, l'intoxication saturnine ou mercurielle, la syphilis, etc.

Traitement. — La première indication consiste à combattre la cause et généralement à prescrire le repos absolu de l'organe. Cette simple médication a souvent amené des rémissions qu'on a pu prendre pour des guérisons.

Quant aux divers traitements spéciaux qu'on a préconisés à diverses époques, ils peuvent être réduits à l'emploi de divers irritants. Ainsi, Scarpa prescrivait les éméto-carthartiques ; M. Deval conseille les poudres sternutatoires ; M. Jobert a souvent employé les petits sétons multiples à la région temporale ; M. Bourot pratique la cautérisation sous-cutanée à la nuque. Enfin, nous ajouterons qu'il n'est pas d'irritants de la peau qu'on n'ait mis en œuvre depuis le synapisme jusqu'au moxa et au cautère actuel. Une méthode plus récente consiste dans l'emploi à l'extérieur par la voie endermique ou l'intérieur des préparations strychnées. Dans un article spécial, nous parlerons plus amplement des résultats obtenus par l'usage de l'électricité.

Névroses diverses.

La plupart des symptômes que nous avons noté, dans le courant de l'amaurose peuvent exister isolément, et constituer des affections nerveuses de l'œil indépendantes de toute autre affection. Nous allons exposer rapidement les plus communes.

La kopiopie est d'après M. Pétrequin un affaiblissement momentané de la vue, apparaissant toutes les fois que le malade applique trop vi-

vement ses yeux. Cette maladie, qui reconnaît
pour cause l'âge adulte, et les professions qui
exigent une tension considérable de la vue, peut
persister longtemps sans compromettre la vue ;
elle ne réclame d'autre traitement que l'éloignement des causes et l'emploi de quelques collyres
légèrement astringents.

Myodesopsie (Mouches volantes).

Ce symptôme, comme le précédent, peut compliquer le début d'une amaurose ou exister isolément, il est constitué par plusieurs corps
bruns, mobiles, de diverses formes, ayant pour
caractère de siéger toujours hors de l'axe visuel;
il affectionne le côté interne de l'œil. Cette affection, quand elle est essentielle, ne présente
aucune gravité ; il importe de la distinguer du
scotome ou mouche fixe qui est presque toujours
le prodrome de l'amaurose. Cette dernière est
une tache brune occupant un point quelconque
de l'axe visuel et se mouvant parallèlement à
l'œil. Il importe aussi d'examiner l'œil attentivement, la présence d'un cil dévié pouvant donner
lieu à une méprise facile à éviter. L'explication
de la myodesopsie est encore à trouver; on l'a
attribuée à une congestion partielle de la rétine,
à un corps étranger de l'humeur aqueuse ou du

corps vitré, du liquide de Morgagni. Les auteurs du compendium supposent qu'elle est due à une sensibilité erratique de la rétine. M. Cavignot l'explique très-ingénieusement par l'absence de pigment sur un ou plusieurs points de la membrane uvée : cette affection ne réclame d'autre traitement que le repos de l'organe et l'usage de verres colorés.

Héméralopie.

Espèce d'amaurose intermittente caractérisée par l'insensibilité de la rétine à tout autre stimulant que la lumière du soleil ; cette affection, commune dans les régions équatoriales où elle atteint de préférence les sujets originaires des latitudes septentrionales, s'est rencontrée quelquefois épidémiquement dans nos climats. Sa durée est indéterminée et sa terminaison presque toujours heureuse ; nous pensons que les cas assez rares, du reste, d'héméralopie sporadique doivent être rapportés à une amaurose commençante. Le traitement consiste à éloigner les causes et à faire usage des révulsifs cutanés et intestinaux. Dans les cas sporadiques le traitement de l'amaurose est indiqué.

Nyctalopie.

Affection caractérisée par l'impossibilité de distinguer les objets à une lumière vive; cet accident tient en général à une affection de la cornée ou de l'iris. C'est un des symptômes rationnels de la mydriase. Quant à la nyctalopie essentielle, dont on trouve quelques exemples dans les auteurs, elle est fort rare et son histoire est encore très-mal connue.

Hémiopie.

L'hémiopie est une affection rare dans laquelle le malade ne voit que la moitié des objets. C'est une paralysie partielle de la rétine. L'accident peut être passager ou permanent et constituer une variété curieuse d'amauroses.

Daltonisme.

Lè daltonisme est un accident encore plus bizarre de la vision; il est caractérisé par l'impossibilité d'apercevoir certaines couleurs. Dalton, qui l'a observé sur lui-même, ne distinguait nettement dans le spectre solaire que le rayon jaune et le rayon bleu ; cet accident est presque toujours congénial.

Maladie de l'iris.

L'iritis présente la série de phénomènes qu'on rencontre dans l'inflammation des autres tissus. Congestion sanguine, exsudation plastique, sécrétion purulente ; de là trois formes ou plutôt trois degrés dans l'iritis. M. Tavignot, qui a parfaitement exposé ces trois périodes, leur donne les noms d'iritis congestive, iritis plastique, iritis purulente. Nous devons ajouter qu'à l'étranger on a multiplié à l'infini les variétés de l'affection qui nous occupe. Ces variétés réelles, si on se place au point de vue de la cause, perdent leur importance si on recherche les différences symptomatiques. Les descriptions spéciales qu'on en a données, établies d'après des cas particuliers ou même d'après des considérations théoriques, ne sauraient être acceptées comme expression générale ; aussi, décrirons-nous seulement une iritis aiguë et une iritis chronique. Enfin, nous parlerons en dernier lieu des accidents qui se montrent sur l'iris dans le courant de la diathèse syphilitique.

SYMPTÔMES. — Les symptômes fonctionnels présentent quelques différences suivant la cause et le degré de la maladie, et les complications nombreuses qu'entraînent fatalement les connexions anatomiques de l'iris avec les autres éléments de l'œil. En général, les malades accusent de la photophobie, moindre cependant que dans la kératite; la sensation lumineuse est pénible, il est vrai, mais on ne rencontre jamais le rapprochement spasmodique des paupières. La photophobie cesse ordinairement dans les derniers degrés de la maladie, quand les productions plastiques ou les collections purulentes ont intercepté le passage des rayons lumineux. Le larmoiement est peu considérable, il existe une douleur tensive ou gravative dans le globe de l'œil, mais son siége de prédilection est la tempe ou le front. En général, on peut dire qu'elle irradie dans la direction des branches terminales de la branche ophthalmique de Willis.

Les douleurs sont paroxytiques, et l'on a remarqué qu'elles prennent souvent le caractère nocturne, même dans l'iritis idiopathique. Les troubles de la vision sont divers, à peine marqués dans les cas légers, ils peuvent aller jusqu'à la cécité complète, par suite d'une coarctation excessive de la pupille ou le dépôt d'un produit opaque au-devant de cette ouverture. Quelque-

fois il y a photopsie, l'œil présente des phénomènes souvent caractéristiques. La conjonctive
est injectée, le cercle sclérotidien est constant ;
ce qui s'explique aisément si l'on se reporte à
la disposition des vaisseaux ciliaires antérieurs.
La cornée au début est brillante et convexe, ce
qui a été attribué à une hypersécrétion de la
membrane de Demours ; plus tard elle devient
plus terne qu'à l'état normal.

Au premier degré, l'iris présente seulement
quelques changements de couleur. S'il était bleu,
il devient vert, s'il était noir il devient rouge.
Ces phénomènes sont faciles à apprécier par
comparaison de l'organe malade avec celui du
côté opposé, l'iritis étant rarement double, du
moins simultanément. D'après quelques auteurs, on verrait quelquefois un ou plusieurs
vaisseaux congestionnés se dessiner à la face
antérieure de la membrane. La pupille est ré-
gulière, ses mouvements sont normaux ; à peine
constate-t-on dans le champ pupillaire une lé-
gère teinte opaline, une sorte de brouillard gris
qui altère la pureté habituelle du noir de l'œil.
Dans les cas graves les désordres sont plus considérables. Les sécrétions anormales exhalées
à la surface antérieure de l'iris apparaissent sous
divers aspects, ils peuvent adhérer à la membrane ou s'épancher dans la chambre antérieure,

ce qui constitue comme on sait une variété d'hypopion. S'il s'en forme à la surface de l'uvée, il peut se produire une synéchie postérieure. La coarctation de la pupille est extrême, et souvent il se forme des épanchements au centre du diaphragme qui obscurcissent complétement le champ de la vision. Dans ces formes graves on note une réaction inflammatoire assez intense. La peau est chaude, la circulation accélérée, il existe de l'anorexie et presque toujours des vomissements. La durée de l'affection est en moyenne de deux ou trois septenaires. Sa terminaison est variable. Quand elle ne dépasse pas la période dite congestive, la résolution s'opère et la guérison est complète; dans le cas contraire la guérison n'a lieu qu'avec des désordres plus ou moins profonds de l'organe; elle se termine quelquefois par le passage à l'état chronique. Dans cette forme qui peut également apparaître d'emblée, les symptômes ne dépassent guère ceux de la congestion. Sa marche est lente et sa durée pour ainsi dire indéfinie ; à la longue l'œil devient paresseux ; il se fatigue aisément et finit par s'affaiblir au point de simuler une amblyopie ou une amaurose complète. En tout cas, les changements de couleur de l'iris, l'irrégularité de la pupille, la lenteur des mouvements, le retour fréquent à l'état aigu suffiront pour assurer le diagnostic.

Causes. — Les plaies pénétrantes de l'œil, les opérations de cataractes ou de pupille artificielle sont souvent suivies d'iritis. Plus souvent peut-être, elle est secondaire et se montre concurremment avec une kératite ou une inflammation de la conjonctive. On a également invoqué les diathèses, d'où la création des iritis *rhumatismales, arthritiques*, *etc*.

Traitement. — On a recours aux saignées générales et locales, aux collyres altérants ou narcotiques. Dans les formes chroniques les révulsifs sont indiqués, on insiste sur l'emploi fréquent de la belladone qui, en produisant une mydriase artificielle, prévient l'atrésie de la pupille et les divers déplacements de l'iris.

Iritis syphilitique.

Elle accompagne ordinairement les accidents secondaires ; elle peut également se montrer aux périodes de transition. M. Ricord, la considérant comme un accident analogue à ceux qui se montrent sur la peau, admet une forme exanthématique, une forme papuleuse et une forme vésiculo-pustuleuse. Beer avait déjà parlé d'une éruption condylomateuse de l'iris. M. Tavignot

5

décrit enfin des formes éruptives. Nous croyons que le signe véritable de l'iritis syphilitique gît moins dans les différences locales, que dans les circonstances générales qui président à son développement.

Son traitement est celui de l'iritis uni à celui de la vérole.

NOTA. La plupart des autres affections de l'iris qui ont reçu des noms particuliers, ne sont que des symptômes ou des conséquences des maladies graves ou des accidents traumatiques de l'œil. Nous nous contenterons de les mentionner.

Le *coloboma* est la division congéniale ou accidentelle de l'iris. Il peut être unique ou multiple.

L'*atrésie* est l'oblitération plus ou moins complète de la pupille. Elle est souvent le résultat d'une inflammation plastique.

Les *synéchies* sont des adhérences de l'iris à la cornée ou à la capsule du cristallin. Elles se développent dans les mêmes circonstances que l'atrésie. On les divise en antérieures et postérieures.

La *mydriase* est la dilatation permanente et exagérée de la pupille. Elle est idiopathique ou symptomatique. On sait que les solanées vireuses la produisent artificiellement. Le myosis est le phénomène opposé, il est également essentiel ou symptomatique.

Affections de la cornée.

Après la kératite, les maladies les plus communes de la cornée sont les opacités, le kératocèle et le staphylôme.

Les opacités de la cornée, nuage, albugo, leucoma, etc., succèdent ordinairement à une ulcération ou à une plaie quelconque de la cornée. On peut les considérer comme une espèce de tissu cicatriciel, surtout quand elles ont une grande épaisseur ; dans le cas contraire elles sont dues à un épanchement plastique ou purulent produit dans les espaces interlamellaires de la membrane. Quand la taie est superficielle, peu visible et ne troublant que légèrement la vision, on lui donne les noms de *nuage néphélien*. Si la tache est un peu plus épaisse, qu'elle soit plus profonde, légèrement proéminente, blanche et diffuse, elle prend le nom d'*albugo*. Celle-ci est d'autant plus grave qu'elle est plus étendue et située plus près du centre de la cor-

née. Elle succède généralement à l'onyx, à une
pustule, à un ulcère, etc. Le leucoma est généralement plus épais, mieux organisé, rétracté
et se lie toujours à des désordres considérables,
staphylôme, synéchie antérieure, atrésie de la
pupille. Autour de lui règne souvent un albugo,
et sur ses limites extrêmes on observe un simple nuage. Dans quelques circonstances, ces divers épanchements présentent des vascularisa-
tions plus ou moins riches qui provoquent l'a-
grandissement incessant de l'accident et ramè-
nent souvent des phlegmasies aiguës du globe
oculaire. Les deux premières formes guérissent quelquefois ; la troisième est évidemment
incurable. On attaque ordinairement ces affections par l'usage des collyres astringents ou
mercuriels. Les oculistes ambulants du siècle
dernier les traitaient par l'excision des couches
opaques de la cornée. Cette opération appelée
abrasion de la cornée, vivement attaquée par
Saint-Yves, et la plupart des chirurgiens qui
l'ont suivi, a été de nos jours réhabilitée par
M. Malgaigne, et il est incontestable qu'elle n'ait
été quelquefois suivie de succès; mais presque
toujours la cicatrice qui suit l'opération est
elle-même opaque.

Nota. Il est bon d'être prévenu que certains

corps étrangers de la cornée peuvent simuler
une opacité. Les collyres liquides tenant en sus-
pension une substance métallique peuvent occa-
sionner cet accident qu'on a signalé sous le
nom de taches métalliques de la cornée. Dans
certaines circonstances, ces parcelles métalliques
ont conservé leur éclat et sont facilement re-
connaissables à la loupe, dans d'autres circonstances elles ont provoqué un épanchement plastique qui les entoure et en dénature complètement l'aspect. Les opacités reconnaissent quelquefois pour cause une ossification de la cornée.
Cette affection, propre à la vieillesse, se caractérise surtout par son siége qui est le pourtour
de l'organe, ce qui lui a valu le nom d'opacité
sénile, gerontoxon.

Kératocèle.

Le kératocèle est une petite tumeur assez
commune de la cornée, du volume d'une tête
d'épingle ou à peu près, transparente ou opaque, constituée par la saillie des lames superficielles de la cornée, ou par la hernie des couches profondes à travers une éraillure de la superficie. Il est simple ou multiple et reconnaît
pour point de départ une onyx ou un ulcère.
La pression exercée par les humeurs de l'œil

en amène quelquefois la rupture ; dans ce cas l'humeur aqueuse s'épanche, et l'iris est projete en avant.

Ordinairement dans ces conditions la cicatrice se fait avec rapidité (TRAITEMENT DU STAPHYLOME) et le traitement consiste à donner dès le début une certaine consistance au tissu cicatriciel, ce qui empêche l'accroissement de la tumeur. On remplit cette indication par l'application des caustiques. Si le staphylôme est ancien on l'abandonne généralement à lui-même. Cependant si la saillie trop considérable de la cornée constituait une difformité trop considérable, s'il y avait de la douleur et qu'il existât un état inflammatoire permanent, on pourrait conseiller l'opération. Celle-ci se réduit à l'excision de la cornée et à la transformation de la tumeur en un moignon capable de supporter un œil artificiel.

Maladies de la Conjonctive.

La conjonctivite et ses diverses espèces sont très-communes ; les autres affections, xérophthalmie, pinguecula, ptérygion, etc., sont rares ou peu importantes, nous nous contenterons d'en dire quelques mots.

Xérophthalmie.

Cette affection curieuse, due aux investigations des observateurs contemporains, consiste en une espèce de transformation de la conjonctive qui prend l'aspect et les propriétés de la peau ; la surface de l'œil est sèche, pulvérulente, insensible, la cornée est opaque, la sécrétion lacrymale à peu près tarie. Les deux yeux sont ordinairement pris, soit simultanément ou à peu d'intervalle. Les causes et la nature de l'affection sont inconnues. M. Velpeau l'explique par l'atrophie des éléments sécréteurs de la conjonctive, atrophie qui serait le résultat d'une inflammation prolongée. On l'a également attribuée à une affection des nerfs de la branche ophthalmique.

Aucun des traitements employés jusqu'ici n'a pu enrayer ni modifier la maladie. On conseille les onctions huileuses sur la conjonctive, qui, en lui rendant sa souplesse, apporte quelques soulagements.

Pingueccula.

Ce sont de petites tumeurs jaunâtres développées sur la conjonctive ou dans son épaisseu.

Leur volume est celui de chènevis ; elles sont indolentes et n'occasionnent aucun accident. Weller les considérait comme étant fibro-albumineuses. Tous les auteurs s'accordent à les regarder comme de petits amas de graisse développés sous la muqueuse. Ils ne réclament aucun traitement.

Ptérygion.

C'est une petite tumeur membraneuse ou charnue qui paraît due à un épaississement de la conjonctive oculaire. Il se montre sous forme d'une membrane triangulaire à sommet dirigé vers la cornée, d'apparence blanchâtre, légèrement arborisé ou tellement vasculaire qu'il revêt l'aspect du tissu musculaire ; il n'occasionne aucune douleur, seulement il gêne la vision quand il empiète sur la cornée.

Quand il en existe plusieurs, leur base correspond aux insertions des muscles droits et leur sommet se dirige constamment vers le centre de la cornée. On doit les exciser avant que la cornée soit considérablement atteine ; car l'adhérence étant considérable, la dissection en est assez laborieuse, et il en résulte une opacité cicatricielle incurable.

Staphylôme.

On donne le nom de staphylôme à une tumeur particulière de l'œil, caractérisée par la saillie anormale de la cornée. Il existe un staphylôme opaque et un staphylôme transparent. Cette dernière espèce est une difformité congéniale fort rare, nous n'en parlerons pas.

Le staphylôme opaque succède en général à la kératite grave, aux ophthalmies purulentes et même au traumatisme. On explique diversement sa nature et le mécanisme de sa formation. En général on peut dire que quand la cornée se perfore et qu'en même temps il existe un ramollissement, l'accident dont nous parlons est imminent : dans ces circonstances l'humeur aqueuse s'écoule, l'iris, poussé en avant, s'engage dans l'ouverture et y adhère. L'humeur aqueuse se reproduit, sa quantité s'exagère et presse contre la cornée qui se trouvant ramollie cède et s'allonge jusqu'à ce que la résistance du tissu cicatriciel mette un terme à son extension.

Le staphylôme peut être général ou partiel ; ce dernier succédant presque toujours à l'onyx occupe la partie inférieure de la cornée. On le divise encore en sphérique et conique. Ce der-

nier ne diffère du précédent que par sa forme
due à une quantité moindre d'humeur aqueuse
dont la sécrétion a été contrariée par le dépôt
de produits plastiques à la surface de la membrane de Demours.

SYMPTOMES. — Les symptômes sont la saillie
de l'œil en avant. L'opacité plus ou moins complète et conséquemment la perte de la vue. En
outre quand la cornée dépasse le bord libre des
paupières, elle est dans un état d'inflammation
habituelle, qu'entretiennent à la fois le contact
permanent de l'air et les frottements continuels
du bord libre des paupières, d'où résultent des
douleurs, une vascularisation, et une suppuration considérables. Souvent même il s'établit
des perforations ulcéreuses à travers lesquelles
s'échappent les divers milieux de l'œil. Nous
devons ajouter que le plus souvent le staphylôme est loin de présenter autant de gravité.
Quand la tumeur est limitée, il n'entraîne d'autre désagrément que la difformité et la perte de
la vue; encore faut-il dire que dans les variétés
sphériques et surtout dans le staphylôme partiel, la vision peut persister à un certain degré.

Les considérations que nous avons présentées
plus haut sur les diverses conditions qui président à son évolution et à son origine nous dis-

pensent d'examiner les causes. (*Pour le traite-ment*, voir page 27.)

Affections du corps vitré.

GLAUCOME.

Cette maladie, dont on a depuis longtemps discuté la nature et sur laquelle on est loin d'être d'accord, nous semble devoir être attribuée à une opacité du corps vitré. On doit cependant ajouter qu'elle est fort rare à cet état de simplicité, presque toujours il existe des lésions concomitantes du cristallin, de la choroïde, de la rétine, etc. Elle a pour principaux caractères un trouble plus ou moins profond de la vue avec une teinte verte, profonde et concave de l'œil. Elle s'accompagne assez souvent de douleurs disséminées sur le trajet des divisions de la branche ophthalmique; on la distingue de la cataracte à l'absence des signes propres à cette dernière, notamment à la présence des trois images de la bougie placée devant l'œil. Elle envahit ordinairement les deux yeux et amène tôt ou tard la cécité. Ses causes sont complètement inconnues. On ne connaît aucun moyen de traitement.

SYNCHISIS.

C'est le nom que l'on donne à une affection assez rare, caractérisée par une diffluence notable du corps vitré. Ses signes sont incertains ou nuls. Quelquefois cependant on peut le soupçonner quand l'œil est plus dur qu'à l'état normal, quand il existe un tremblement de l'iris ou une cataracte branlante. Si l'œil présente un grand nombre de corps brillants, on lui donne les noms de synchisis étincelant, spinthropie, cholestérie oculaire. Ces paillettes miroitantes paraissent être des cristaux de cholestérine développés dans l'humeur hyaloïde sous des influences inconnues. On ignore les causes de cette affection ; elle coïncide souvent avec une autre lésion de l'œil, et suit quelquefois l'opération de la cataracte. Cette affection n'a été jusqu'ici l'objet d'aucun traitement particulier.

Affection des paupières.

ORGELET.

L'orgelet est une petite tumeur dure, inflammatoire et arrondie, occupant le bord libre des paupières. Les uns le considèrent comme étant de nature furonculeuse, les autres pensent qu'elle a son point de départ dans l'inflammation d'une glande de Meïbomius. Il est probable que c'est tantôt à l'une et tantôt à l'autre de ces causes que l'on doit la rapporter.

SYMPTOMES. — C'est une petite élevure rouge, ronde, douloureuse, du volume d'un pois. Au bout de deux ou trois jours, elle présente un point blanc au sommet ; un peu plus tard, elle se ramollit, s'ouvre et donne issue à une certaine quantité de pus ainsi qu'à une espèce de bourbillon grisâtre. Quelquefois ce produit plastique, retenu dans l'intérieur du foyer, s'indure et donne naissance à une tumeur blanchâtre et indolente constituant une variété de cholazion ; il n'est pas rare que cette tumeur soit suivie ou même accompagnée de l'apparition d'une ou de plusieurs autres tumeurs du même genre. Lorsqu'elles se sont multipliées un certain nombre de fois, le bord libre est plus ou moins déformé et il survient souvent un trichiasis.

CAUSES. — Il coïncide souvent avec le tempérament lymphatique, la prédisposition furonculeuse, les éruptions d'acnée, la période menstruelle, etc.

TRAITEMENT. — Topiques émollients, expectation.

Chalazim, Tylosis, etc.

Sous ces diverses dénominations, on désigne une tumeur indolente et sans caractères phlegmasiques, occupant le bord libre des paupières. Son origine est variable; c'est quelquefois un follicule induré analogue à certaines variétés d'acnée indurata ou un orgelet passé à l'état chronique, quelquefois un kyste dermoïde, etc. Ses symptômes sont ceux de l'orgelet, moins la présence des signes de l'inflammation.

Sa durée est longue et sa terminaison variable. Il ne réclame d'autres traitements que les topiques altérants (mercuriaux, iodures); si la résolution se fait trop longtemps attendre et que son volume gêne le mouvement des paupières, on peut avoir recours à l'excision.

Entropion.

C'est le renversement en dedans du bord libre de la paupière. Récemment, M. Tavignot a admis quatre espèces d'entropion; nous croyons qu'il suffit pour la pratique d'admettre un entropion inflammatoire lié aux maladies aiguës

de la conjonctive, et un entropion organique dû
à une altération quelconque de la conjonctive
ou de quelque autre des éléments anatomiques
de la paupière.

Causes. — Enfoncement congénital du globe
oculaire, affaissement sénile de l'œil, amaigris-
sement rapide, perte de substances de la conjonctive à la suite d'une plaie, d'un ulcère,
d'une cautérisation de la conjonctive, inflammations oculo-palpébrales.

Cette affection, dont le diagnostic n'offre aucune difficulté, entraîne ordinairement, à cause
du trichiasis qui en est la conséquence, des inflammations intenses de la conjonctive oculaire
et de la cornée qui peuvent avoir les plus déplo-
rables conséquences.

Traitement. — S'il est organique, opération ;
dans le cas contraire, antiphlogistiques éner-
giques.

Ectropion.

Renversement du bord ciliaire des paupières
en dehors. Il occupe ordinairement la paupière
inférieure, mais il peut occuper les deux pau-

pières ; c'est à cette variété qu'on donnait autrefois le nom de lazophthalmie ou œil de lièvre, dénomination réservée aujourd'hui à la brièveté native des paupières. Il peut être encore partiel ou général et présenter divers degrés d'intensité qu'on a réduits à trois.

Comme l'entropion, il reconnaît une origine nflammatoire et peut se montrer à l'état aigü, ou bien il tient à une cicatrice vicieuse occupant le feuillet cutané de la paupière et affecte la marche chronique. Il existe également chez les vieillards et chez les individus débilités, une espèce d'ectropion dû à l'otomie du muscle orbiculaire et à la situation déclive de la paupière inférieure qui, dans ces conditions, cesse de s'appliquer contre le bulbe oculaire pour obéir aux lois de la pesanteur. Cette affection est facilement reconnaissable : la déformation est caractéristique. Il existe en même temps un épiphora abondant et continuel dû à l'exagération du flux lacrymal, à la déformation du sac des larmes ainsi qu'au déplacement du point lacrymal inférieur, par suite de la distorsion de la paupière.

Son traitement réclame l'intervention chirurgicale, les antiphlogistiques ou les toniques du système musculaire suivant les cas.

Trichiasis.

C'est la déviation des cils en arrière de manière à s'appliquer contre le globe de l'œil. Quelquefois il existe une rangée surnuméraire de cils implantés vers la lèvre postérieure du bord ciliaire, se dirigeant vers l'œil, se manifestant par les mêmes symptômes que l'affection qui nous occupe, entraînant les mêmes accidents et réclamant les mêmes moyens thérapeutiques ; on dit dans ce cas qu'il y a *distichiasis*. Nous confondrons les deux affections dans la même description. Les symptômes sont la sensation d'un corps étranger, la rougeur de la conjonctive, le larmoiement, etc. L'exploration attentive de l'œil suffit pour le diagnostic ; lorsque le trichiasis est abandonné à lui-même, il peut amener des affections graves de l'œil par suite de l'irritation incessante qu'il provoque.

Comme moyens de traitement, on a conseillé d'arracher les cils vicieux, de les fixer aux cils voisins à l'aide d'une dissolution agglutinative ou d'un fil de soie.

Ces divers moyens étant souvent insuffisants, on a eu quelquefois recours à la cautérisation, à la résection du cartilage tarse, etc.

6

MALADIES DE L'APPAREIL LACRYMAL.

Tumeur lacrymale.

Cette affection siége au grand angle de l'œil, elle offre des symptômes, une marche et des modes de terminaisons divers, mais elle a pour caractère spécial d'intéresser le sac lacrymal. Ordinairement, elle entraîne consécutivement la formation d'une fistule, des suppurations des parties voisines et même des altérations plus ou moins profondes des os. Aussi Mackensie a-t-il avec raison confondu l'histoire de la tumeur avec celle de la fistule et des désordres consécutifs qu'il considère comme les périodes plus ou moins avancées d'un même état pathologique et qu'il fixe au nombre de cinq : larmoiement, blennorrhée, suppuration, fistule, carie. C'est, en effet, les divers degrés que parcourt la maladie quand elle est abandonnée à elle-même et que son évolution est complète.

CAUSES. — On peut dire que la formation de la tumeur dépend du concours de l'imperméabilité complète du sac et d'un affaiblissement particulier des parois qui en permet la distension. On peut donc considérer comme causes prédisposantes l'étroitesse naturelle du canal nasal, les affections des os ou des sinus ou même des fosses nasales qui compriment le sac, exostose, polypes, fractures. On doit noter l'affaiblissement des parois du sac par le jeune âge, par une constitution molle et lymphatique, par les diathèses syphilitiques, scrofuleuses, dartreuses qui prédisposent aux inflammations chroniques de la muqueuse des yeux et du nez, et qui de ces deux points gagne celle du sac. Enfin l'on doit noter l'inflammation propre et spontanée de cet organe ou provoquée par la présence d'une de ces concrétions lacrymales rencontrées par Sandefort, ou directement par le contact irritant des matières puriformes émanées des paupières, phénomène noté déjà par Scarpa.

SYMPTOMES. — L'affection se manifeste d'abord par quelques troubles fonctionnels. La lacrymation est augmentée, les larmes s'accumulent dans le grand angle de l'œil, la narine du même côté est plus sèche que celle du côté opposé. Quelquefois en pressant sur le grand angle on détermine l'issue d'un produit catarrhal ou purulent par le nez ou par l'un des points lacrymaux. La durée de cette période est plus ou moins longue et dépend de diverses circonstances qu'il est facile d'apprécier. Plus tard il se montre une tumeur, d'abord peu considérable, dont le volume croît lentement jusqu'à celui d'un pois ou d'une noisette.

Cette tumeur est molle, fluctuante, indolente et se vide par la pression quelquefois dans le méat inférieur ou entre les paupières par l'intermédiaire des conduits lacrymaux. La compression qu'elle exerce sur les parties voisines, l'irritation qui en émane comme d'un foyer, l'écoulement incessant des larmes sur la joue amènent à cette période diverses complications. Ce sont, en général, des blépharites, des coryzas, l'érythéma ou même l'érysipèle de la joue, l'anchylops. Celui-ci s'ouvre le plus souvent à l'extérieur ; mais il s'ouvre quelquefois dans les voies lacrymales ou même des deux côtés à la fois et donne lieu à la formation de la fistule. Ce phénomène est pourtant exceptionnel, presque toujours cet accident a lieu à la suite d'une inflammation propre des parois du sac. Celles-ci ne sont pas d'ailleurs très-rares et même peuvent souvent se terminer par résolution, sans exercer d'ailleurs une influence salutaire ou trop désastreuse sur la marche de l'affection. La suppuration et la fistule sont donc la terminaison la plus commune, pour ainsi dire fatale, de la tumeur. Nous devons cependant ajouter qu'on trouve dans les auteurs quelques rares exemples de guérison spontanée. Il existe aussi une certaine variété de tumeur lacymale qui présente souvent ce mode de terminaison. Celle-ci décrite par Mackensie sous le nom de *relâchement du sac*, se reconnaît à son volume toujours limité, « sa complète réductibilité par la pression et surtout à la libre circulation des trois canaux qui aboutissent au réservoir des larmes. »

TRAITEMENT. — Il se compose de moyens thérapeutiques ou de procédés chirurgicaux. Mackensie, Demours, Lawrence, etc., vantent les bons effets du traitement médical. Celui-ci comprend le traitement de la cause et celui de l'accident. On attaque la cause par les antisyphilitiques, les antistrumeux, etc., suivant l'indication, et la tumeur elle-même est combattue par des collyres ou des injections appropriés. Quelquefois les moyens les plus simples réussissent. Janin rapporte dix exemples de guérison complète obtenus par l'occlusion.

Les moyens chirurgicaux sont loin d'avoir l'efficacité que les chirurgiens leur attribuent Au besoin nous n'en voudrions d'autre preuve que la multiplicité des procédés ou des méthodes proposées ou mises en œuvre. Il est tout à fait hors de notre sujet d'entrer dans l'exposition détaillée des diverses manœuvres préconisées dans le but de guérir ou de modifier l'affection qui nous occupe. Il nous suffira de dire qu'ils reviennent en général à dilater les voies lacrymales, à inciser le sac, à tarir la source des larmes ou à leur créer un chemin artificiel.

Fistule lacrymale.

C'est un ulcère étendu du sac lacrymal à la peau. Hors les cas rares où elle est traumatique ou ceux encore plus rares peut-être où elle dépend d'une ulcération cancéreuse, la fistule lacrymale, ainsi que nous l'avons dit plus haut, n'est qu'une conséquence de la tumeur, une période plus avancée de la maladie.

SYMPTOMES. -- Elle consiste en une ouverture plus ou moins considérable siégeant au-dessous du tendon de l'orbiculaire. Son aspect varie suivant les circonstances; quelquefois c'est une perforation très-étroite à peine perceptible, tandis que dans d'autres cas elle peut revêtir l'apparence d'un ulcère à bords fongueux indurés, retournés, etc. Toujours il y a écoulement abondant de larmes de pus ou de muco-pus. Elle entraîne à la longue des désordres considérables des parties molles voisines et des caries qui peuvent s'étendre au maxillaire supérieur, à l'onguis, à l'ethmoïde, etc. Cette fâcheuse circontance est surtout favorisée por l'existence d'une cause constitutionnelle, syphilis, scrofule.

Abandonnée à elle-même, elle est suivie de l'oblitération définitive du canal nasal et devint alors incurable.

Son traitement présente les mêmes indications que la tumeur lacrymale dont elle n'est qu'une phase plus avancée, et comprend les mêmes moyens.

NOTICE

SUR

L'IODE NAISSANT

———

Les problèmes que soulève l'action des médicaments, sont en général très complexes ; leur étude embrasse l'analyse d'une foule d'éléments dont le nombre, croissant avec le progrès des sciences d'observation, tend à s'élever tous les jours. Il ne suffit pas, dans une pratique savante et consciencieuse, d'apprécier le symptôme et la lésion, puis d'indiquer le remède rationnel, s'il n'en était autrement la médecine serait un art facile ; il suffirait de dresser un tableau des maladies et de disposer en regard la liste des remèdes correspondants. Malheureusement le problème est autrement compliqué : ce qui doit préoccuper l'homme de l'art, ce qui doit domi-

7

ner l'indication, c'est la dose, le mode d'administration, l'état moléculaire, la constitution médicale, etc.

On sait depuis longtemps que la dose et le mode d'administration changent radicalement l'action d'un remède sur l'économie vivante : l'**émétique** à petite dose provoque le vomissement, tandis qu'à dose élevée, à dose **rasorienne,** pour parler le langage de l'école, il produit le ralentissement de la circulation, un froid général et l'exagération du flux urinaire ; il en est de même pour l'**opium**, le **sulfate de quinine,** le **calomel,** etc.

Les chimistes nous ont appris depuis longtemps qu'un grand nombre de substances présentent des réactions différentes, et une énergie chimique plus considérable à raison de certaines conditions, telle que la **constitution moléculaire** , **l'état naissant, etc.**

Le premier de ces états a déjà été utilement employé en thérapeutique et en hygiène dans les applications diverses du protochlorure de mercure précipité ou sublimé, du péroxyde de fer, préparé par la voie sèche ou par la voie humide, du phosphore rouge, de l'ozone ; et bien d'autres faits du même genre sont connus de la majorité des praticiens.

L'**état naissant** jusqu'ici n'avait jamais été utilisé.

On désigne sous cette dénomination le surcroît d'activité chimique que présentent certaines substances au moment précis où elles se dégagent ; pendant cette phase, en effet, les corps simples présentent des réactions singulières, et un remarquable degré d'affinité, comme si la destinée de la matière était l'état complexe, et, pour rappeler une heureuse expression échappée au génie de Boerhaave, comme si l'amour de la molécule pour la molécule était sujet à varier.

Ce sont ces propriétés nouvelles et peu connues que nous avons cherché à introduire dans la thérapeutique. On sentira quelle valeur a l'importation de ce fait chimique dans le domaine médical, si on se rappelle la multiplicité des maladies que l'iode peut combattre. A peine était-il connu du monde savant que les travaux de *Coindet* et de *Lugol* l'avaient placé au premier rang des substances précieuses pour le médecin ; depuis cette époque il est devenu le *spécifique*, pour ainsi dire des maladies les plus communes et les plus meurtrières. Il suffit de rappeler que les médecins les plus éminents le prescrivent tous les jours contre les *maladies contagieuses*, (Blennorrhagie, Syphilis) ; les *accidents mercuriels*; les *affections de la peau* (dartres, teignes) ; la *Chlorose* (pâles couleurs, fleurs blanches); les *Maladies de poitrine* (Bronchite chronique, Phthisie pulmonaire) ; les *Maladies d'estomac* (Gastrite chronique, Gastralgie) ; la *Scrofule* (Humeurs froides, Ecrouelles) ; le *Rachitisme*, les *Rhumatismes chroniques*, la *Goutte*, les *Maladies nerveuses*, etc., etc.

Aussi le grand nombre de préparations chimiques ou de formules pharmaceutiques qu'on a tour à tour préconisées, s'accroît tous les jours ; la plupart de ces préparations, dont le but est d'obtenir un meilleur résultat, présentent toutes de graves inconvénients, les ouvrages spéciaux sont pleins de critiques contre ces diverses formules.

Ainsi l'*Iodure de potassium* prête à la fraude et renferme toujours du carbonate de potasse, de l'iodate de potasse et d'autres substances irritantes qui en rendent l'usage dangereux ; l'*Iodure de plomb* est inerte ; les *huiles iodées* sont trop repoussantes et ne peuvent être supportées par le plus grand nombre ; l'*Iodure de fer* s'altère trop rapidement et à ce compte devient un produit trop infidèle ; la *Teinture d'iode* ne saurait être employée à l'intérieur à cause des inflammations de l'estomac qu'elle produit. Que dire des *iodures iodurés*, des *iodhydrates*, des *iodures d'iodhydrates*, barbares dénominations, désignant des composés informes, stériles efforts d'esprits impuissants et rétrogrades, tendant à ramener la science vers les grossières formules de la polypharmacie.

L'*Iode naissant* n'a aucun de ces inconvénients : il se trouve dans les conditions rationnelles exigées par la science et recherchées avec empressement par les médecins éclairés. Son état de pureté permet de suivre son action sans peine et de constater jour par jour les progrès de la guérison, sans que l'association d'une matière étrangère vienne dissimuler ses effets ou en contrarier le développement ; en outre, créé au sein des tissus, y naissant pour ainsi dire, il agit sur l'or-

ganisme, molécule à molécule, en modifie méthodique-
ment la vitalité, sans secousse, et sans jamais donner
lieu à cette espèce d'irritation locale que présentent,
sans exception, toutes les autres préparations iodées ;
en un mot, il utilise les procédés de la vie pour déve-
lopper au sein du tissu vivant même la matière médi-
camenteuse et imite la nature dans ses mystérieuses
opérations.

ACTION THÉRAPEUTIQUE GÉNÉRALE

DE L'IODE NAISSANT.

La plupart des maladies sont dues au développement
dans l'économie d'un produit anormal : **miasmes,
virus, matières sceptiques, helmin-
thes, etc.** Le médicament destiné à les guérir doit
donc pour atteindre son but détruire et éliminer le
principe morbifique incompatible avec la santé. Ainsi
agissent les remèdes dont une expérience séculaire a
vérifié l'efficacité : l'Iode possède cette propriété à un
degré d'évidence extrême. Son administration ration-
nelle est suivie d'un travail dépurateur qui se révèle
par une exagéeation bien connue du mouvement fluxion-
naire des glandes et des muqueuses. Sous ce rapport
son action thérapeutique se rapproche de l'action anti-

miasmatique du chlore, avec une fixité plus considérable et des propriétés moins irritantes.

A l'époque où les sciences médicales étaient moins
avancées, le praticien n'avait qu'un remède et une voie
pour débarasser l'économie du principe des maladies
et de leur produit. Ce médicament était le purgatif,
cette voie était l'intestin. Sans oublier ce que cette res-
source a de précieux, la science contemporaine, en ex-
plorant plus attentivement la structure de l'homme et
le jeu fonctionnel de ses organes, a découvert des voies
d'élimination nouvelles et des agents thérapeutiques
qui s'adressent de préférence aux diverses causes des
maladies.

Ainsi le *vice dartreux* est directement attaqué par
l'Iode à l'état naissant dont l'usage, en imprimant à
l'activité sécrétoire de la peau une énergie considérable, en modifie profondément la vitalité et la débarasse
des accidents locaux en même temps que son action
générale exerce sur le sang un travail dépurateur qui
en prévient le retour.

Ainsi dans la *Scrofule* vulgairement appelée *humeurs
froides*, dont le caractère fondamental est une paresse
excessive de la circulation lymphatique et veineuse,
d'où résulte dans les tissus une accumulation de matières devenues impropres à la vie qui déterminent des
engorgements, des tumeurs, des ulcères et même des
désorganisation profondes des os, l'Iode en stimulant les

appareils d'exhalation active la circulation de la lymphe et hâte la résolution de tous ces accidents.

Dans la *Syphilis*, il existe un *virus* importé du dehors dans les tissus vivants, un virus dont les ravages sont malheureusement trop communs et qui est répandu dans tout l'ensemble des organes, l'Iode entraîné dans le torrent circulatoire possède la propriété de l'attaquer chimiquement, de se combiner avec lui et d'être éliminé sans danger par la voie des sécrétions.

Le *mercure* possède la même propriété, mais avec lui, à côté du remède se trouve le mal ; les ravages que son usage détermine sont profonds et nombreux. Nous devons rappeler ici un phénomène chimique bien connu des médecins, c'est la propriété qu'a l'Iode de neutraliser les effets du mercure : les médecins dont la pratique est la plus renommée et la plus étendue, n'emploient jamais le mercure qu'en combinaison avec l'Iode (*proto-iodure de mercure.*) Ainsi l'Iode à l'intérieur, débarrasse du virus en même temps qu'il entraîne le mercure accumulé dans les organes.

Le *traitement végétal* est inoffensif, mais tout le monde sait aujourd'hui que la salseparcille, la saponaire, le sirop de Cuisinier, les robs dépuratifs, etc., n'ont jamais que dissimulé le mal. Là peut-être est la cause des désastres vraiment effrayants qui éclatent subitement après plusieurs années de sécurité et que les médecins de notre époque ont si souvent l'occasion d'observer.

Les dérangements menstruels ; tels que les flueurs

blanches, l'écoulement douloureux des règles ou leur suppression, entraînent, comme on le sait généralement, de graves accidents ; les plus communs sont les tiraillements d'estomac, les congestions pulmonaires et par suite de graves maladies de poitrine, et l'affection si fréquente chez les jeunes filles, vulgairement désignée sous le nom de *pâles couleurs*, cèdent rapidement aux propriétés emménagogues de l'Iode.

Nous ajouterons que dans les hôpitaux de Paris les praticiens les plus distingués emploient avec un succès inespéré l'iode sous diverses formes dans le traitement des engorgements et des tumeurs des affections articulaires chroniques, rhumatismales ou goutteuses. Le savant professeur de clinique de la Charité se loue hautement des inhalations iodées dans le traitement de la phthisie pulmonaire. Dans plusieurs hôpitaux on applique une dissolution d'iode sur la poitrine des phthisiques.

Il n'est pas jusqu'aux tumeurs cancéreuses qu'on n'ait espéré de vaincre par l'emploi de cet héroïque médicament.

ACTION THÉRAPEUTIQUE LOCALE

DE L'IODE NAISSANT.

Les diverses affections qui siégent à la peau peuvent
être ramenées à trois types : 1° Tumeurs ; 2° Ulcères ;
3° Dartres.

1. Les *tumeurs* reçoivent différents noms suivant leur
gravité et leur texture anatomique. Les moyens que la
science emploie contre elles se réduisent à la destruc-
tion par les moyens directs, l'instrument, le feu ou les
substances caustiques. L'iode offre sous ce rapport un
avantage marqué sur les escharrotiques les plus répan-
dus. Il agit sûrement et se limite exactement aux proportions de la tumeur et sans provoquer les douleurs
atroces qui suivent les applications de la potasse caustique, de la poudre de Vienne, du caustique noir, etc.
On comprendra du reste l'absence de la douleur, si on
songe que le dégagement ménagé de l'iode attaquant
le tissu atome par atome évite l'explosion de souffran-
ces qui résultent de la combustion en masse du tissu
s'opérant sous l'influence des autres agents. Aussi n'hé-
site-t-on pas à lui donner la préférence dans le traitement des verrues, des végétations, des orgelets et de

7.

cette série de boutons chroniques qui viennent sur le visage et auxquels les médecins donnent les noms de *noli me tangere*, bouton malin, cancroïde, kystes dermoïdes, tannes, etc.

2o On désigne sous la dénomination générique d'*Ulcères*, toutes les surfaces suppurantes, tendant à s'éterniser sur la peau ou sur les muqueuses. Ce sont en général des inflammations chroniques qui attaquent lentement les tissus et les détruisent insensiblement. Pour les guérir la médecine est obligée de leur substituer une inflammation artificielle que l'homme de l'art peut dominer à volonté. Généralement cette indication est remplie par l'application de substances irritantes, *onguents, emplâtres*, dont les formules informes, résultat d'une science imparfaite, portent le cachet de leur origine. L'iode naissant se prête à toutes les exigences de cette thérapeutique, sans jamais donner lieu aux phlegmasies diffuses ou érysipélateuses ou aux intoxications locales, qui sont si fréquemment le résultat de l'onguent de la mère, de l'onguent ægyptiac et des autres préparations ayant pour base le plomb, le cuivre, le mercure, l'arsenic, etc. Son emploi se recommande surtout dans la médication des ulcères contagieux qu'on traite généralement par les cautérisations avec le nitrate d'argent.

Ce dernier médicament ne présente en effet aucun principe délétère, mais à cause de son instabilité le contact le plus superficiel de la plaie le décompose,

réduit l'argent et donne lieu à la formation d'une pelli-
cule qui protége le mal au lieu de le détruire et laisse
le malade dans une fâcheuse sécurité. Loin de s'insi-
nuer dans les tissus pour y détruire le mal dans son
germe, il ne fait qu'en effleurer la superficie.

3o Les *Dartres* comprennent toutes les affections fa-
rineuses, pustuleuses, croûteuses, écailleuses de la
peau. A mesure que la science fait des progrès et que
l'étude des causes se perfectionne, on reconnaît que la
plupart des espèces depuis longtemps décrites doivent
leur origine à la présence d'un parasite animal ou végétal ayant la propriété de se reproduire indéfiniment
et de perpétuer la maladie. Tout le monde sait que la
gale est due à la présence d'une arachnide, visible
même à l'œil nu. Le microscope démontre aujourd'hui
d'une manière irréfutable que la teigne faveuse et les
affections pustuleuses si opiniâtres qui siégent dans la
barbe et sur les autres parties recouvertes de poils sont
le résultat du développement d'un végétal dont les na-
turalistes ont étudié suffisamment les caractères bota-
niques pour pouvoir les classer dans les genres *trico-
phytum, sporotricum*, etc., de sorte que dans ces affections la peau peut être assimilée à l'écorce d'un arbre
qui se dessèche, devient rugueuse et crevassée sous
l'influence des mousses et des lichens qui l'ont en-
vahie.

L'action parasiticide de l'iode s'adresse essentiellement et d'une manière toute spéciale à cette classe d'affections.

Quant aux dartres qui sont le résultat de l'évolution inflammatoire ou spécifique d'un des éléments anatomiques de la peau, quelle que soit d'ailleurs la forme qu'elles revêtent, on les traite ordinairement par les astringents ou les révulsifs. Les premiers sont souvent impuissants et plus souvent dangereux en répercutant l'éruption, c'est-à-dire en la chassant de la peau pour la rejeter profondément dans l'organisme.

Les seconds agissent en créant à la surface de la peau une éruption qui se substitue à celle que l'on veut combattre ; malheureusement cette dernière affecte souvent une allure tellement désastreuse que le malade en est réduit à regretter son état primitif. Dans les cas les plus heureux il porte indéfiniment des cicatrices indélébiles, résultat de l'application intempestive des révulsifs pustulents, tels que la pommade d'Auteurieth, au nitrate d'argent et autres topiques plus ou moins irritants.

En résumé l'iode naissant l'emporte sur les autres médicaments locaux par les qualités suivantes :

1° Son usage est exempt de vives douleurs.

2o Il ne laisse jamais de cicatrices.

3° Il ne donne jamais lieu à un empoisonnement local

4o On peut facilement limiter et graduer son action.

5° Son application tonique est suivie d'une absorption dans le voisinage qui poursuit le mal jusqu'à sa cause première.

L'ensemble de ces qualités lui assure la prééminence, non-seulement dans les maladies purement superficielles, mais encore dans les affections plus profondes qui réclament l'emploi des irritantscutanés.

Préparations pharmaceutiques de l'Iode naissant.

La médication par l'Iode naissant peut s'administrer sous les principales formes actuellement en usage dans la pharmacie; celles qui ont paru les plus convenables et de l'administration la plus facile et la plus économique sont : les *pilules*, les *solutions*, les *bains*.

Pilules d'Iode naissant.

C'est la forme préférable dans le traitement des maladies internes ou des maladies externes qui, se rattachant à une cause générale, réclament l'usage des médicaments à l'intérieur. Chacune de ces pilules renferme des substances chimiques qui par leur réaction réciproque au contact des liquides de l'estomac donnent lieu au dégagement d'un centigramme d'Iode.

Elles se prennent à des doses variables suivant quel-

ques circonstances qu'il est toujours facile d'apprécier.
Depuis deux jusqu'à douze dans les 24 heures. Pour
les enfants au-dessous de cinq ans, deux à trois pilules
par jour, en ayant soin de les briser ; pour ceux de cinq
à quinze ans, trois à cinq par jour ; au-dessus de cet
âge, de six à douze et même plus.

On prend les pilules d'Iode naissant au commencement du repas (on met dans la bouche une ou plusieurs
pilules et on boit tout aussitôt trois à quatre cuillerées
d'eau pour les entraîner dans l'estomac.)

NOTA. — Outre l'action générale de l'Iode dont nous
avons parlé plus haut, cette préparation doit à son
principe stimulant la propriété de régulariser les fonctions de l'estomac et des intestins, d'éveiller l'appétit
et de favoriser la digestion.)

*Formule de l'administration méthodique des Pilules
d'Iode naissant.*

Prendre au commencement des deux principaux repas trois pilules d'Iode naissant pendant cinq jours, et
tous les cinq jours élever la dose d'une pilule matin et
soir, jusqu'à concurrence de six matin et soir, et ensuite diminuer les doses d'une pilule matin et soir, tous
les cinq jours, jusqu'à ce qu'on soit revenu à la dose
primitive de trois le matin et trois le soir qu'on conti-
nuera encore pendant cinq jours.

Si, après ce temps, la guérison n'est pas encore obtenue où s'il est nécessaire de la consolider, on devra recommencer de la même manière.

Solutions pour produire l'Iode naissant.

Les solutions iodogènes n'ont pas d'applications spéciales, elles servent à préparer extemporanément les collutoires, les gargarismes, les collyres, les fomentations, les lavements, les lotions, les injections, etc., et à pratiquer des applications d'Iode.

Elles sont préparées au dixième, de sorte qu'un gramme de la dissolution n° 2 agissant sur un gramme du liquide n° 1, dégage un décigramme d'Iode.

Les flacons renfermant les liquides n° 1 et n° 2 sont contenus dans un étui où se trouvent également deux tubes ou éprouvettes d'une capacité de dix grammes d'eau et divisées en parties égales. — Chacune de ces parties contenant un gramme de liquide, il est facile d'opérer le mélange avec précision ; il y a également 4 pinceaux de deux dimensions différentes, qui doivent être réservés exclusivement aux mêmes liquides, à moins d'avoir été soigneusement lavés.

Pour pratiquer une application d'Iode naissant on trempe l'un des pinceaux dans le liquide n° 1 et on badigeonne la surface sur laquelle on se propose d'opérer, et immédiatement on trempe un autre pinceau

dans le liquide n° 2, et on le promène sur la même surface ; l'Iode se dégage instantanément et sa quantité est
évidemment proportionnelle au nombre d'applications
successives qu'on a pratiquées.

Afin de ne pas altérer la qualité des solutions en y
plongeant les pinceaux, on a soin, à chaque opération,
de verser une certaine quantité de chacune d'elles dans
une des éprouvettes ; — après l'opération, le reste des
liqueurs est jeté et les éprouvettes soigneusement la-
vées.

Les applications sur les muqueuses de l'œil, des na-
rines, de la bouche, du vagin, etc., doivent être faites
avec une certaine rapidité. On peut également toucher
avec un pinceau imprégné du mélange des deux liquides, opéré immédiatement avant de s'en servir.

Pour les collyres, les lavements, les lotions, les injections, etc., mêlez un gramme de chaque liquide et
versez le mélange dans 100 parties d'eau.

Les proportions peuvent être beaucoup plus elevées,
mais le médecin peut seul apprécier l'opportunité d'une
dose plus élevée.

Nota. Il est facile de se procurer un poids déter-
miné d'eau en se souvenant que chaque tube gradué a
une capacité de dix grammes.

L'importance qu'ont prise de nos jours les inhalations d'Iode dans le traitement de la phthisie pulmonaire
et des autres maladies de poitrine (*Asthme, Catarrhe,
Bronchite chronique*), nous a fait un devoir de recher-
cher un moyen simple et économique de les administrer

avec succès. Pour cela on verse quelques grammes des deux solutions dans un verre à liqueur qu'on porte sous le nez et qu'on aspire lentement plusieurs fois par jour. L'Iode jouissant d'une grande volatilité et les propriétés de l'état naissant s'évanouissant rapidement, on doit renouveler les liquides à chaque fois que l'on s'en sert.

Formule de l'administration, méthodique des solutions d'iode naissant.

A l'aide d'un pinceau de blaireau bien propre, badigeonner la partie malade avec la solution nº 1 et immédiatement après badigeonner de la même manière avec la solution nº 2.

Cette opération doit être répétée tous les jours jusqu'à modification complète de la partie malade, qui doit être soigneusement lavée avant l'application des solutions d'iode naissant, et débarrassée du pus, des croûtes ou des écailles, par l'usage de cataplasmes de fécule. Après les applications essuyer la surface et l'enduire légèrement avec du cold cream de Fluavile (1).

Dans les maladies graves et anciennes on est d'autant plus certain de la guérison et à l'abri des récidives, que l'inflammation substitutive aura été entretenue plus longtemps. Dans les cas légers de cinq à huit jours; dans les cas graves de douze à vingt jours.

(1) Substance retirée de la gutta-percha.

Bain d'Iode naissant.

Le bain d'Iode naissant se compose d'une solution iodogène et d'un réactif contenus séparément dans le même flacon.

Au moment où l'on débouche le flacon, les deux liquides se mêlent et la réaction se produisant, les deux liquides incolores se troublent instantanément et donnent lieu à un dégagement considérable d'iode reconnaissable à sa teinte caractéristique.

Pour en faire usage on débouche le vase avec précaution, on le verse dans la baignoire, on agite l'eau et l'on entre dans le bain.

Nota. — Ce bain possède toutes les propriétés des iodiques en général et de plus l'action stimulante et antimiasmatique de l'iode, qui sont celles des chlorides, lui donne deux avantages sur lesquels nous devons insister.

1º La solution qui constitue la base du bain laisse déposer à la surface du corps une couche imperceptible du métalloïde qui par sa volatilisation lente et continue crée autour du malade une atmosphère antimiasmatique et incessante, qui le met à l'abri des maladies qui se transmettent par contagion. Cette propriété le rend précieux pour les personnes qui par occasion ou par habitude sont obligées de fréquenter les malades atteints d'affections éminemment contagieuses ; telles que la petite-vérole, la rougeole, l'angine couenneuse, le croup, la fièvre typhoïde, le choléra, etc.

Il est également démontré que son usage détruit instantanément les principes virulents ou contagieux déposés en un point quelconque des muqueuses ou de la peau, aussi ne saurait-on trop généraliser son emploi chez les personnes qui ont été exposées à une contagion quelconque (la contagion blennorrhagique, syphilitique, morveuse, varioleuse, etc.)

Ajoutons que les vapeurs d'iode mêlées à la vapeur d'eau pénètrent dans l'appareil respiratoire, et y déterminent une excitation salutaire qui hâte la résorption ou l'élimination du produit catarrhal, et donne à la respiration une ampleur et une facilité remarquables ; en général l'immersion dans le bain fait avorter la contraction spasmodique des muscles de l'arbre aérien et amène une rémission notable de la suffocation liée à l'asthme essentiel.

2º L'action stimulante du bain d'iode naissant, en activant les fonctions de la peau, prévient les affections morbides atteignant les viscères profonds, et le rend bien préférable aux bains sulfureux ou alcalins qu'on conseille dans le même cas, mais que leur fétidité ou leurs qualités irritantes rendent inaccessibles aux personnes dont la peau est délicate ou les nerfs faciles à exaspérer.

En résumé, son usage, en régularisant les fonctions de la peau et du poumon, active la circulation, excite l'appétit, accroît les forces et créc un état de bien-être et de santé qui en fait l'agent le plus précieux de l'hygiène ; il s'adresse donc également aux personnes qui, quoique bien portantes d'ailleurs, sont astreintes à vivre dans l'atmosphère peu favorable des villes, à celles qui sont condamnées à l'inactivité musculaire par une profession sédentaire et à celles qui respirent habituellement dans un air chargé d'émanations nuisibles soit putrides, soit métalliques.

Formule de l'administration méthodique des Bains d'Iode naissant.

Les cinq premiers jours, prendre tous les jours un bain d'Iode naissant. (Le bain doit être pris avant les repas ou trois heures après. Sa durée sera de 30 à 45 minutes, sa température devra être celle des bains ordinaires, 32 à 33° centigrades).

S'il s'est manifesté une amélioration notable, cinq autres bains seront pris, un tous les deux jours.

A la fin de cette période, si la maladie est complétement disparue, on doit encore prendre cinq autres bains, un tous les trois jours pour consolider la guérison.

Cette période de cinq bains pris tous les jours, puis tous les deux où trois jours, peut être abaissée au chiffre de trois ou élevée à sept ou à neuf, selon la gravité de la maladie.

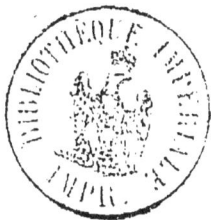

TABLE DES MATIÈRES

—

	Pages
MALADIES DES YEUX.	5
Conjonctivite	7
Conjonctivite aiguë	7
Variétés.	12
Ophthalmies purulentes	14
Opthalmie des adultes	15
Ophthalmie des nouveaux-nés.	18
Kératite.	20
Variétés. — Kératite pustuleuse	25
Kératite purulente, kératite plastique	26
Kératite ulcéreuse	26
Kératite chronique	27
Blépharites.	28
Cataracte	32
Variétés.	37
Amaurose. — Goutte sereine	40
Névroses diverses	45
Myodesopsie	46
Héméralopie	47
Nyctalopie	48
Hémiopie	48
Daltonisme.	48
Maladie de l'iris.	49

Iris syphilitique . . . . . . , . . . 53

Affections de la cornée 55

Kératocèle 57

Maladie de la conjonctive 58

Xérophthalmie 59

Pinguecula 59

Ptérygion 60

Staphylôme 61

Affections du corps vitré. 63

Affections des paupières 64

Chalazim, Tylosis, etc 66

Entropion 66

Ectropion 67

Trichiasis 69

Maladies de l'appareil lacrymal 70

— — —

Notice sur l'Iode naissant 77

Action thérapeutique générale de l'iode naissant. 81

Action thérapeutique locale de l'iode naissant. . 85

Préparations pharmaceutiques de l'iode naissant. 89

Pilules d'iode naissant 89

Solutions pour produire l'iode naissant . . . 91

Bains d'iode naissant. 94

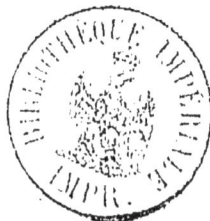

Paris. — Imprimerie Moquet, rue de la Harpe, 92.

Ouvrages du Docteur **BERNARD**.

EN VENTE CHEZ J. VIAT, LIBRAIRE, COUR DU COMMERCE

TRAITÉ

DES

MALADIES NERVEUSES

ET DE LEURS RAPPORTS

AVEC L'ELECTRICITÉ

GUIDE DES MALADES

QUI SE TRAITENT

PAR

L'IODE NAISSANT

En vente chez l'Auteur, rue Montmartre, 161.

Paris. — Typ. MOQUET, rue de la Harpe, 92.